TAI JI CI LI BANG

SHOU LIAO ZHI BING 24 FA

太极磁力棒

手疗治病

朱元基◎著

24法

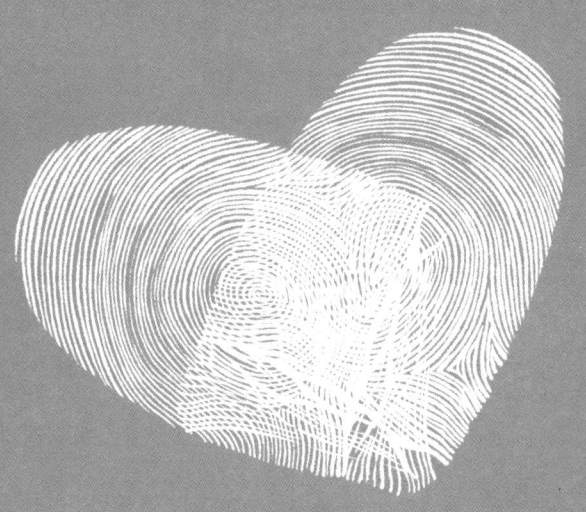

吉林科学技术出版社

谨此书献给正在改变自己健康的人

题记

　　健康是享受生活的保障，更是生命过程中最重要的追求，只求让你的脑海中思想的种子不断萌芽。健康的生活不仅有我们，更需要有您加入我们，让我们从这里起步，开拓向前，健康生活从这里开始……

——2016深秋

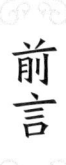

前言

　　"养生"一词首见于《吕氏春秋》。中医经典古籍《黄帝内经》指出，人与天地相参，与日月相应。人生活在天地间，时空之内，应顺应自然规律的变化，正确选择科学有效的养生方法，颐养生命，怡养心神，动静有常，天人相应，恬淡虚无，真气从之，以达到延年益寿，养生保健的真正意义。

　　"太极"一词，出于《庄子》："大道，在太极之上而不为高，在六极之下而不为深，先天地而不为久，长于上古而不为老。"太，即大；极，指尽头，极点。物极则变，变则化，所以变化之源是太极。

　　"磁疗"是以磁场作用于人体治疗疾病的方法。磁场影响人体电流分布、电荷微粒的运动、肌膜系统的通透性和生物高分子的磁矩取向等，使组织细胞的生理、生化过程改变，产生镇痛、消肿、促进血液及淋巴循环等作用。

　　"按摩"是以中医的脏腑、经络学说为理论基础，并结合西医的解剖和病理诊断，而用手法作用于人体体表的特定部位以调节机体生理、病理状况，达到理疗目的的方法。

　　力元磁力按摩棒将太极，磁疗，中医推拿按摩相结合，具有非常良好的养生保健及治疗意义。

目录

第三章
手部的按摩、保健方法

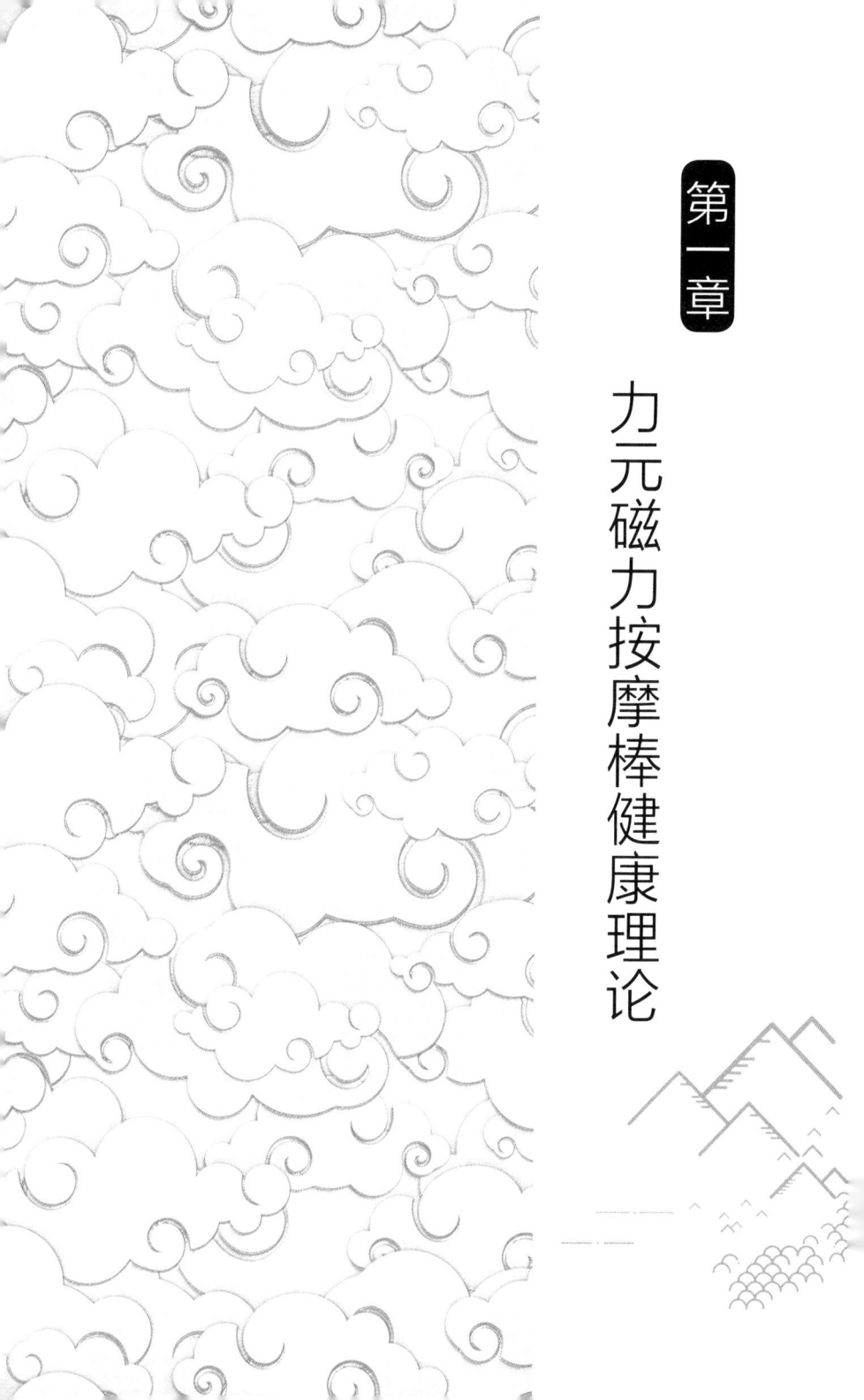

第一章

力元磁力按摩棒健康理论

第一节
太极中的中医养生观

　　太极是什么？提起这两个字，恐怕大多数人首先想起的就是中正安舒的太极拳。这种拳术动中有静、静中有动，动与静达到了和谐的统一，正应了"太极"二字。除此以外，在中国传统文化中，太极其实还有着更为丰富的内涵。

　　在中国古代哲学中，人们认为世界始于一团混沌之气，这团气就是太极。大家都看过太极的图形，是由泾渭分明而又相互依存的一黑一白两色构成的。在《易·系辞上》中说："易有太极，是生两仪，两仪生四象，四象生八卦。"这句话阐述了宇宙诞生的过程，即太极运动而分化出阴阳，由阴阳而产生四时变化，继而出现各种自然现象，是宇宙万物之源。所以，古语又有云："太极谓天地未分之前，元气混而为一，即是太初、太一也。"

　　太极既是一个过程，也是贯穿世间万事万物变化的道理。《朱子语类》卷七五中说"太极"即是"理"——太极只是一个浑沦的道理，里面包含阴阳、刚柔、奇偶，无所不有。古人将太极看作运动变化的道理，阴可以变成阳，刚可以化为柔。如果我们用太极的观点去看待人体，会发现太极也可以象征人体健康和病态两种状态相互转化的过程。健康的时候不注意身体，身体就会生病；生病的时候借助医疗手段，身体就会逐渐恢复健康。当然，我们每个人都希望不要生病，希望可以始终保持健康，而不让健康向生病转化的手段就是养生。

养生是中医理念重要的组成部分，也是中医独有的健康概念。西医是不讲究养生的。虽然现代医学中也有预防医学，但是和中医自古相传的养生相比，无论是思维理念，还是方式方法，都是截然不同的。而且，养生并非一成不变，要根据不同的情况采取不同的方法。广东人煲汤、四川人吃辣，冬季吃羊肉暖身、夏季吃苦瓜去火……这都是在实践中慢慢总结出来的养生方法。所以，中医有了"因时而养""因地而养""因人而养"的说法。

养生只是中医的一个方面，从有记载以来，它就是以治病为目的而诞生的。中医疗法中，既有内服的药食，也有外用的针砭，而无论内外，中医都是在整体把握人体功能状态特征及演变规律的基础上，纠正人体阴阳失衡，调整脏腑状态。究其根本，无论治病，还是养生，都是在纠正身体时常出现的失衡状态，是让偏态重回正态的过程，这不正和太极运动、变化、平衡的特点不谋而合吗？

第二节

蕴磁于棒，现代科技带来健康新方法

按摩是中国最古老的医疗方法，古称按跷、案杌，是我国劳动人民在长期与疾病斗争中逐渐形成的经验总结。其起源可以追溯到几千年前。从商代殷墟出土的甲骨文卜辞中已有"按摩"的文字记载。在《史记·扁鹊仓公列传》中，有"上古之时，医有俞跗，治病不以汤药……而以桥引、案杌、毒熨等法"的记载。其中"桥引""案杌"皆指按摩。《周礼注疏》中也记述了"扁鹊治虢太子暴疾尸厥之病，使子明炊汤，子仪脉神，子术按摩"的故事。由此可见，中医很早就开始将按摩作为治病救人的方法了。

很多人觉得按摩应该徒手操作，其实，日常生活中有很多按摩工具可供我们使用。尤其对于老人、女性、久病体弱的人，适当的工具可以节省体力，用很小的力量对经穴取得较大的作用。而且工具的形态多样，可粗可细、有硬有软，能够适应身体不同部位的按摩操作需要，所以在家庭保健中，我是非常推荐大家使用按摩工具的。这也是我开发磁疗养生按摩棒的初衷。

按摩，乃至砭、针、灸、药、导引……其形成都源自我们的祖先对自身机体的探索，这个过程从未停止过。随着现代科技的发展，人体的奥秘被越来越多地发掘，中医也随着时代的发展而不断进步。比如磁疗，就是在中医基础理论中融合磁场、磁力概念发展而来的。

最初科学家发现磁力可以作用于物体、可以产生电流，后来随着研究的深入，科学家发现人体也具有生物磁场，外界磁性物体可以通过磁力的作用影响人体。磁场影响人体电流分布、荷电微粒的运动、膜系统的通透性和生物高分子的磁矩取向等，使组织细胞的生理、生化过程改变，产生活血化瘀、消肿止痛、促进血液及淋巴循环等作用。按摩和磁力结合，慢慢演变出静磁疗法、动磁疗法等用法、特点各异的磁疗方法，让古老的中医疗法在现代科学的孕育下焕发了新的生机。

第三节

人无我有、人有我优的力元养生
太极磁疗按摩棒

力元养生太极磁疗按摩棒的开发，一方面是以我家传的强力按摩棒为原型，另一方面融合了现代磁力的理念和方法。经过我的不断试验和改良，最终形成了这种具有磁疗效果、便于按摩使用的掌上工具。

按摩棒棒身握感舒适，方便施力，符合人体工程学设计；材质光滑、有弹性，刚中带柔，可使按摩力道既深且透；两端一端 尖细、一端粗钝，适用于人体手部形态各异的经穴和反射区。无论是日常养生按摩，还是病痛时以按摩疗愈，我相信力元养生太极磁疗按摩棒都将是您最好的帮手。

或许市面上的其他按摩棒也具有以上的特点，但是以其相比，力元养生太极磁疗按摩棒的磁疗效果则是独一无二的。按摩棒内藏磁体，具有Halbach磁体结构，可以用最少量的磁体产生最强的磁场。根据使用方法的不同，可以产生静磁、动磁的不同磁疗效果。磁极分南、北，磁效有动、静，这正是我前面介绍的"太极"健康理念。所以在设计伊始，我将太极图案放在按摩棒粗钝的一端，寓意健康之"理"，也希望每一位使用它的人可以小病得愈、大病得缓、无疾强身。

第四节
按摩须知

按摩并不是随随便便就可以进行的，掌握按摩的注意事项，不仅可以使疗效得到保障，而且可以更省力、更可靠，获得理想的治疗效果。相反，若按摩不当，不但达不到按摩的目的，甚至会适得其反。在按摩之前，应该注意以下几点：

1. 按摩前应修剪指甲，以免刮伤皮肤。按摩前可准备一条毛巾、一瓶凡士林油。按摩时可在按摩部位涂抹少量凡士林油，防止擦伤。

2. 按摩后半小时内应饮用250~500毫升温开水。有心脏病或肾病的人饮水不超过150毫升，老年人、儿童适当酌减。

3. 按摩前取下戒指，手表及装饰物，最好先用热水清洁手部，有助放松和按摩力度的渗透。

4. 如因为用力不当造成皮肤红肿、瘀血，可涂上红花油，并暂时停止该处的按摩。

5. 按摩时应避开骨骼突起处，以免造成不适。老人和儿童以用指腹施力为宜。

6. 饭前30分钟及饭后1小时内，不宜进行手部按摩。

7. 按摩部位有外伤、疮疖、脓肿，按摩时应避开患处。

8. 每个按摩手法操作在15分钟为宜，点穴以1～3分钟一穴为宜，每天1～2次。在同一部位上连续按摩刺激一般不超过5分钟。

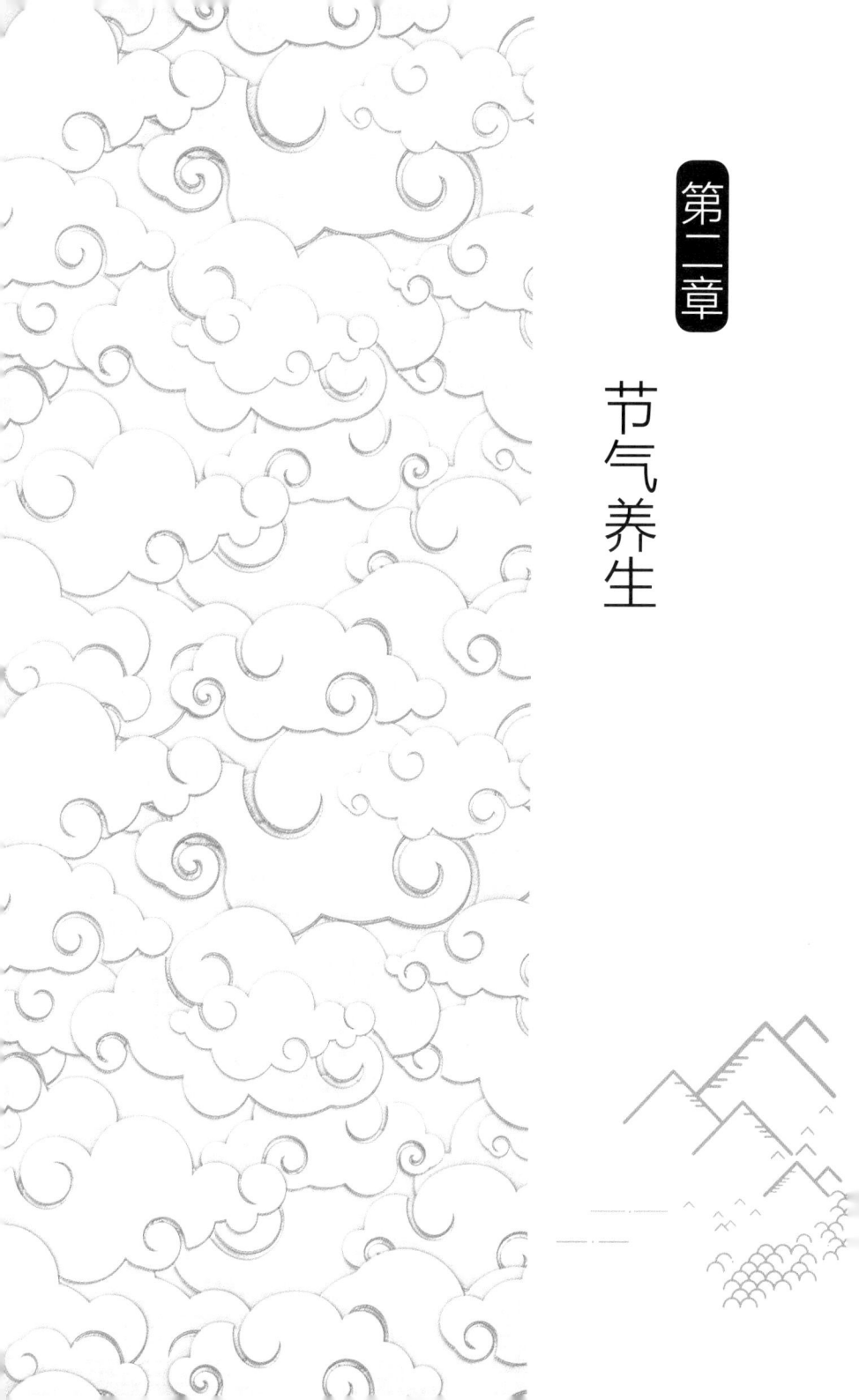

第二章

节气养生

第一式　春起揉顶

操作部位

手部大脑反射区。

操作部位具体定位

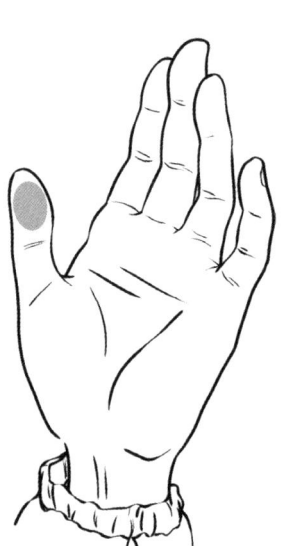

位于双手拇指指腹部。右手拇指指腹部对应左脑，左手拇指指腹部对应右脑。

养生节气

立春始，至雨水。

操作手法

用磁力按摩棒按揉手部大脑反射区，用按摩棒太极端从拇指指尖向拇指指跟方向推按 5 分钟。每日 1 ~ 3 次。

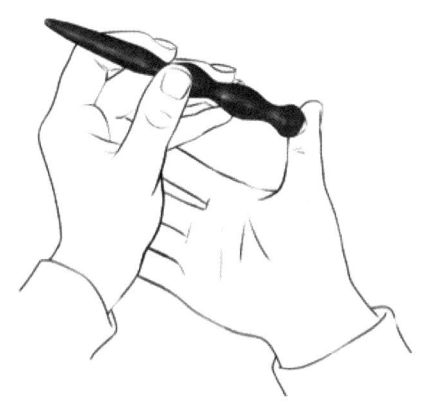

招式含义

"春起揉顶"意为在立春之际应用磁力按摩棒按揉手部大脑反射区，"春"即立春，为一年之始。"起"的意思是对应了二十四式太极拳的第一个动作"起势"，与一年之始立春含义相同。立春是一年的开始，起势是太极拳的开始，大脑是人体的最顶端。人与自然相合，与天地相应。要充分利用、珍惜春季大自然"发陈"之时，借阳气上升，万物萌生，人体新陈代谢旺盛之机，通过适当的调摄，使春阳之气得以宣达，人体疏发、畅达，代谢机能才能够得以正常运行。

招式功效

　　以上方法可以疏通全身经络，增强自身免疫力，并能宣行瘀滞、疏利气血、通达阳气，能够预防春季各种传染病的发生，对肺炎、胃炎等炎症疾病，以及高血压、头晕头痛、失眠、神经衰弱、心脑血管病等有良好的预防作用。对于儿童来说此法可促进智力发育，促进睡眠，对于成人还助于黑发生长，达到神清气爽的目的。

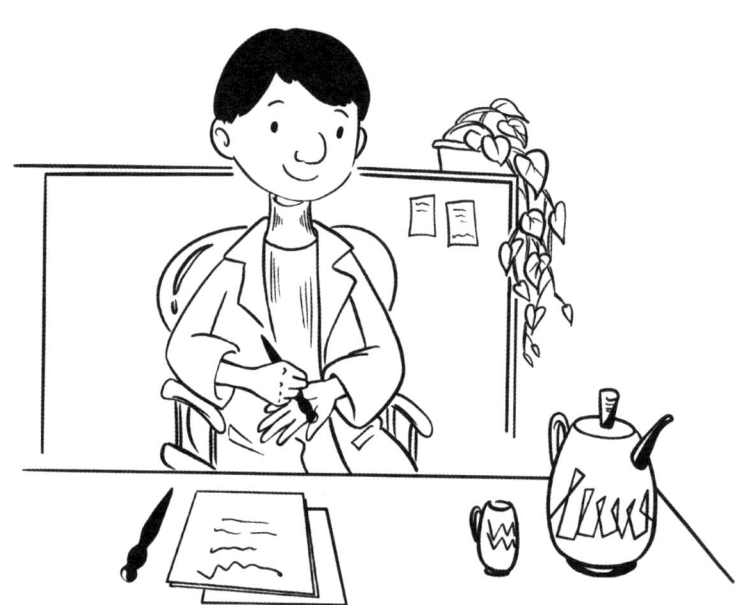

1.脑震荡、脑中风后遗症、脑血栓、脑性麻痹

2.头晕头痛

3.感冒

4.神志不清

5.神经衰弱

6.视觉受损

7.高血压

8.甲状腺功能亢进

9.口腔溃疡

第二式　水推左右

操作部位

手部小脑及脑干反射区。

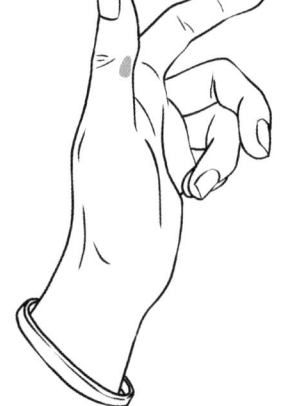

操作部位具体定位

位于双手拇指指腹根部靠近第二节指骨处。左右小脑及脑干的反射区分别在其对侧手部。

养生节气

雨水始，至惊蛰。

操作手法

用磁力按摩棒按揉手部小脑及脑干反射区，用按摩棒太极端从拇指指腹根部向拇指第二节指骨方向推按5分钟。每日1～3次。

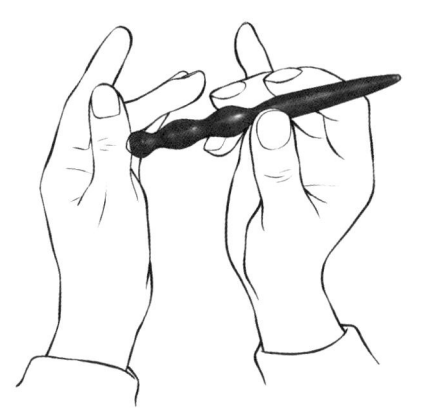

招式含义

"水推左右"意为在雨水之际应用磁力按摩棒推按手部小脑及脑干反射区，"水"指的是二十四节气中的"雨水"，"左右"的意思对应了二十四式太极拳的第二个动作"左右野马分鬃"，左手、右手分别对应小脑及脑干反射区的右半部和左半部。左右平衡、阴阳协调则百病不生。雨水节气前后，万物开始萌动，此"动"便是寻求一个平衡，与小脑维持人体平衡有相同之处，而雨水之时"雨露滋润易生长"，与脑干维持人体生命，包括心跳、呼吸、消化等重要生理功能含义相近，道理相同。

招式功效

　　此法能振奋精神、养脾胃，有益于肝气的疏泄条达。长期按摩此反射区能起到疏风清热、通络止痛、安神醒脑的功效，对长期失眠、小脑萎缩、阿尔茨海默病的预防和治疗、高血压的治疗都有一定的作用。

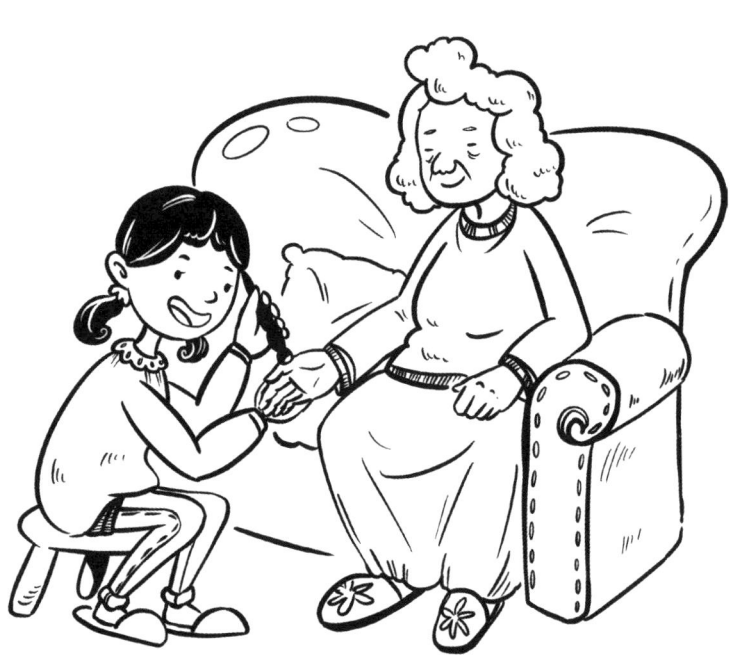

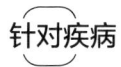
针对疾病

1. 头痛、头晕

2. 失眠

3. 记忆力减退、小脑萎缩或小脑及
脑干的功能失常造成的疾患

4. 平衡器官疾患、共济失调如帕金
森氏综合征

5. 预防阿尔茨海默病等的治疗与保
健

第三式　垂按惊鹤

操作部位

手部脑垂体反射区。

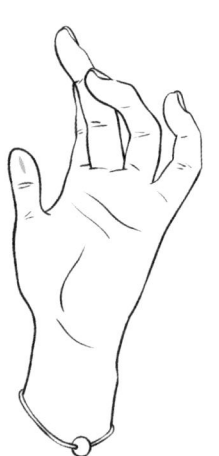

操作部位具体定位

位于双手拇指指腹中央部位。

养生节气

惊蛰始，至春分。

操作手法

用磁力按摩棒按揉手部脑垂体反射区，用尖端分别在左右手拇指指腹进行按揉，每次5分钟。每日1~3次。

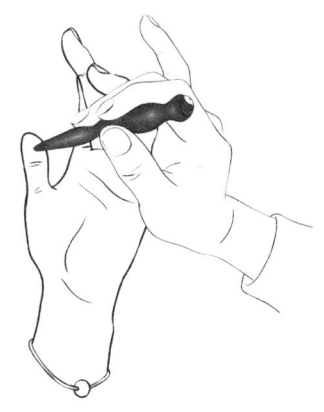

招式含义

"垂按惊鹤"意为在惊蛰之时应用磁力按摩棒按揉手部脑垂体反射区，"垂"指的是手部脑垂体反射区，"按"指的是按揉之手法，"惊"指的是二十四节气中的"惊蛰"，"鹤"的意思对应了二十四式太极拳的第三个动作"白鹤亮翅"。惊蛰之前动物入冬藏伏土中，不饮不食，称为"蛰"；到了"惊蛰节"，天上的春雷惊醒蛰居的动物，称为"惊"。故惊蛰时，土鳖虫惊醒，天气转暖，渐有春雷。此意境与太极拳的白鹤亮翅同有最引人注意、给人眼前一亮的感觉，包含新鲜、成长之意，而这也与脑垂体分泌对代谢、生长、发育和生殖等有重要作用的激素相似。

招式功效

　　此法对生长发育、新陈代谢、性的功能等均有调节作用，并能影响其他分泌腺的活动。经常按摩手部脑垂体反射区能够促进生长发育，促进蛋白质合成及骨骼生长；促进乳房发育成熟和乳汁分泌；控制甲状腺，促进甲状腺激素合成和释放，刺激甲状腺增生，细胞增大，数量增多；控制性腺，促进性腺的生长发育，调节性激素的合成和分泌等；控制肾上腺皮质，促进肾上腺皮质激素合成和释放，促进肾上腺皮质细胞增生；促进男子睾丸产生精子，女子卵巢生产卵细胞；控制黑色素细胞，促进黑色素合成；管理肾脏排尿量多少，升高血压；促进子宫收缩，有助于分娩。脑垂体是人体最重要的内分泌腺，是利用激素调节身体健康平衡的总开关，控制多种对代谢、生长、发育和生殖等有重要作用激素的分泌。人年老之后，脑垂体萎缩，人体会迅速衰老，因此要经常按摩此部位预防衰老。

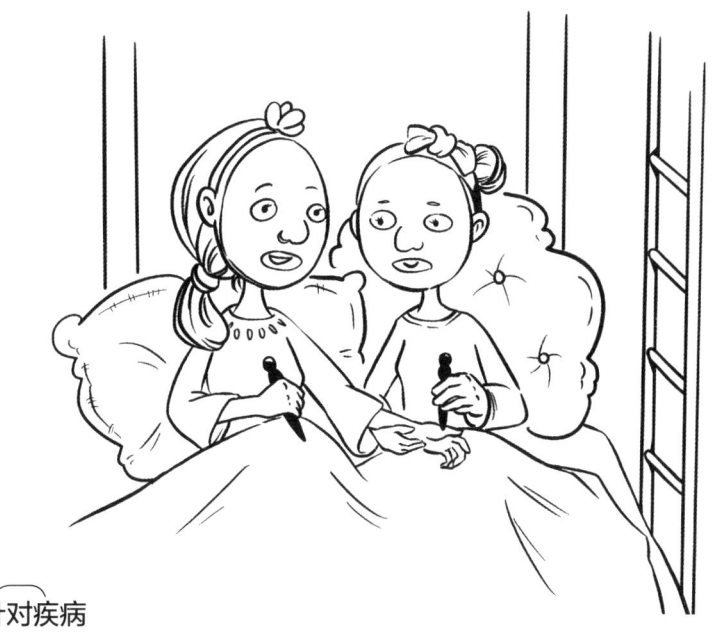

针对疾病

23

1.内分泌失调的疾患，如甲状腺、甲状旁腺、肾上腺、性腺、脾、胰腺功能失调

2.小儿生长发育不良、遗尿

3.更年期综合征等疾病

4.侏儒症、巨人症

5.肢端肥大症

第四式　春分三揉

24

操作部位

三叉神经反射区。

操作部位具体定位

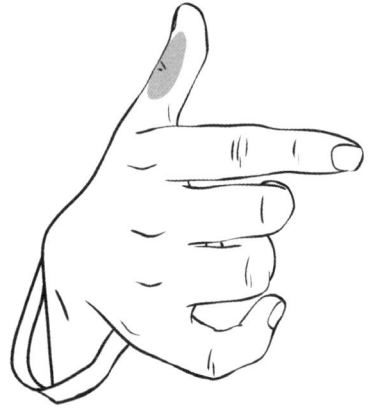

位于双手拇指近第
二指的一侧。右侧三叉
神经的反射区在左手，
左侧三叉神经的反射区
在右手。

养生节气

春分始，至清明。

操作手法

用磁力按摩棒太极端从近心端到远心端揉压双手拇指近第二指的一侧。每次 5 分钟，每日 1 ~ 3 次。

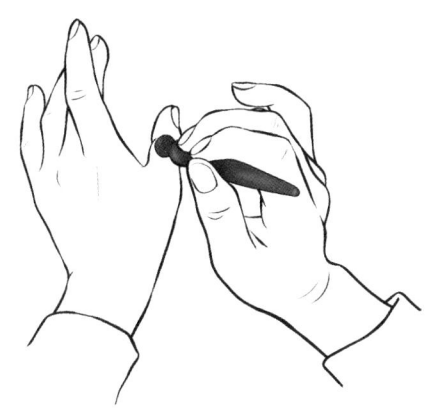

招式含义

"春分三揉"意为在春分时节，用揉压的方法按压手部三叉神经反射区。春分节气前后是万物生长萌芽期，"内在运动"也就是脏腑、气血、精气的生理运动，与"外在运动"即脑力、体力运动和谐一致，体内阴阳平衡，是保持健康的重要因素。故春分时节更要注意调理肌体，平衡阴阳。

　　三叉神经是脸部最粗大的神经，支配脸部、口腔、鼻腔的感觉和咀嚼肌的运动，并将头部的感觉讯息传送至大脑。春天多病风，风病易引起面部神经痛，就是大家所说的"脸痛"。常常刺激三叉神经反射区，可增强该神经活动功能，从而预防疾病。对于体弱多病的老年人或者是大病初愈的人群更为合适。

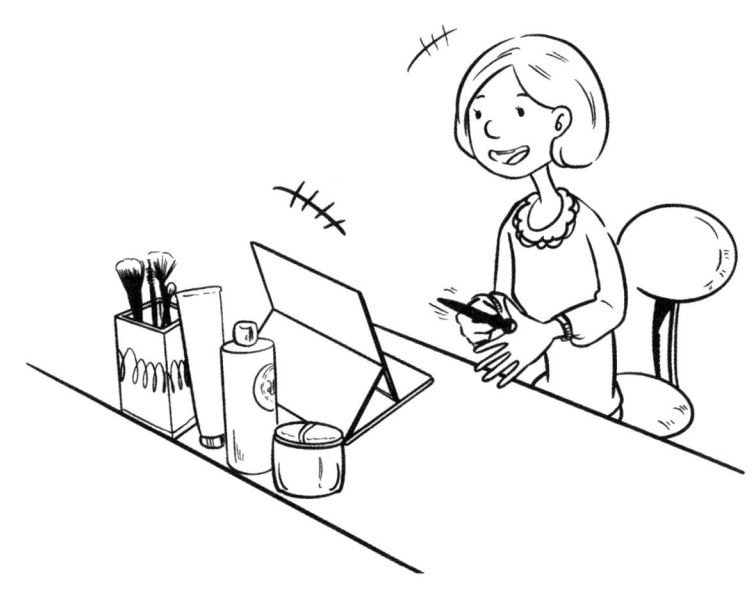

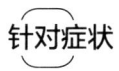
针对症状

1.面瘫、脸痛

2.高血压、急躁易怒

3.目赤肿痛

第五式　清挥推胆

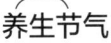 **操作部位**

手部肝胆反射区。

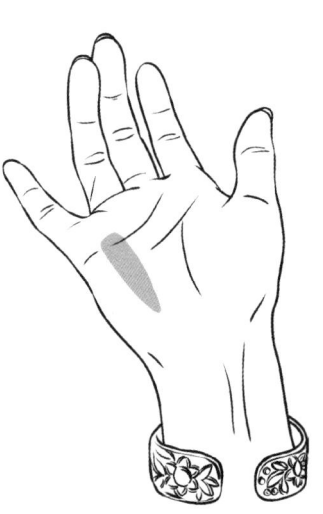

操作部位具体定位

肝胆反射区位于右手第四五掌骨之间的中间一段，胆囊反射区位于肝反射区的内下方。

养生节气

清明始，至谷雨。

操作手法

用磁力按摩棒太极端推压右手第四、五掌骨之间的中间一段。每次 5 分钟，每日 1 ~ 3 次。

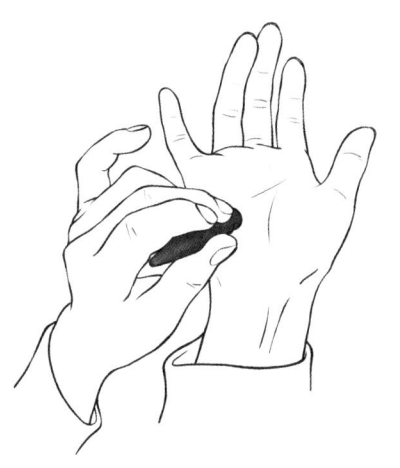

招式含义

清挥推胆意为在清明时节，用磁力按摩棒对手部肝胆反射区进行推按的手法。清明时节，是人体肝气最旺盛的时期，肝气过旺会影响脾胃的正常消化吸收，同时还会造成情绪失调、气血运行不畅，从而引发各种疾病。因而凡是耗损或阻碍阳气的情况都应该予以避免。要注意饮食适度，保护脾胃的正常功能。"挥"为二十四式太极拳中手挥琵琶一式。重心的不断后移，象征着在清明之时，应当疏肝平肝，以防肝阳之太过。

招式功效

　　中医认为，肝主升发。而肝气常常易上升亢盛从而造成多种疾病的发生。用磁力按摩棒对手部肝胆反射区进行推按的手法，可以刺激肝胆活动，使其疏泄，从而使情志平定。

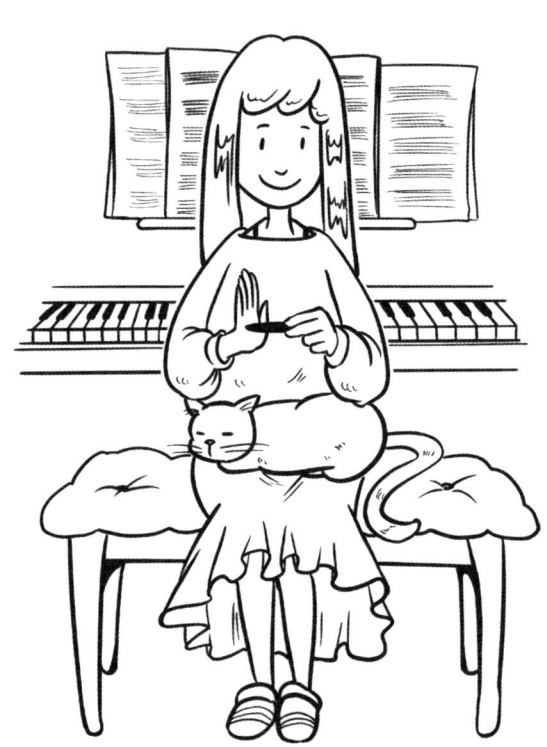

针对症状

1.胸胁胀痛、胸满

2.目赤肿痛

3.急躁易怒

第六式　谷雨点甲

操作部位

　　手部甲状腺、甲状旁腺反射区。

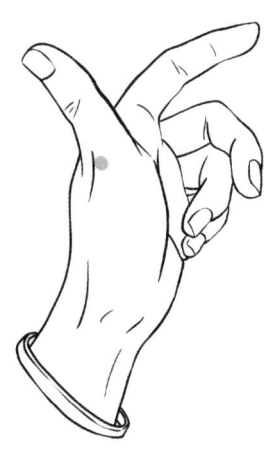

操作部位具体定位

　　位于双手掌桡侧缘第1掌指关节前方凹陷处。

养生节气

　　谷雨始，至立夏。

操作手法

用磁力按摩棒点按双手掌桡侧缘第 1 掌指关节前方凹陷处。每次 5 分钟，每日 1 ~ 3 次。

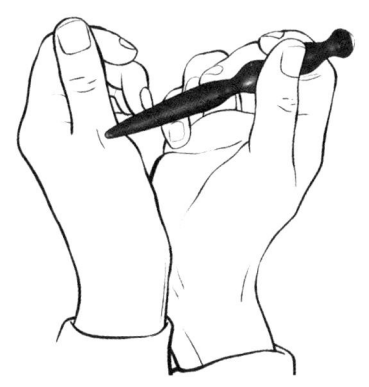

招式含义

春季，肝木旺盛，脾衰弱，谷雨前后 15 天及清明的最后 3 天中，脾处于旺盛时期。脾的旺盛会使胃强健起来，从而使消化功能处于旺盛的状态，消化功能旺盛有利于营养的吸收，因此这时正是补身的大好时机。

招式功效

甲状腺的功能太过或者不及，会致使机体神经系统，呼吸系统，生殖系统出现一系列问题。使用此式可利于疏通甲状腺，使其功能活动更加稳定。可以预防以各种原因导致的甲状腺功能的失调。对于情绪经常暴躁易怒或者抑郁的人群，更加有效。

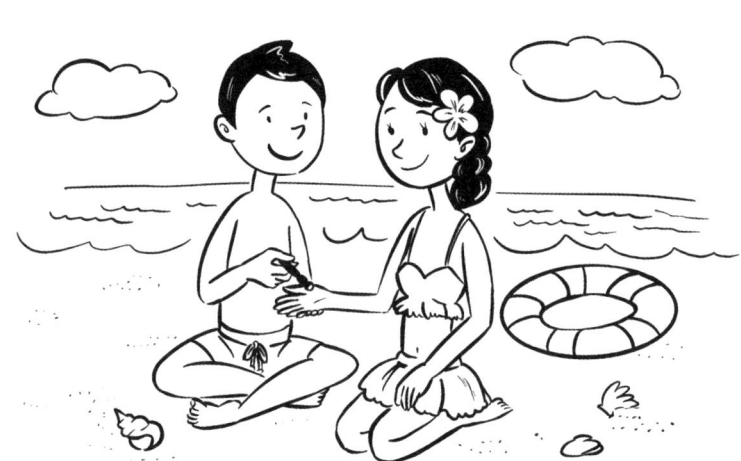

1.甲状腺肿大、突眼症、基础代谢增加和自主神经系统的失常

2.性成熟推迟、副性征落后、性欲减退

3.月经不调、经血过多或闭经

第七式　立夏推肾

操作部位

肾反射区。

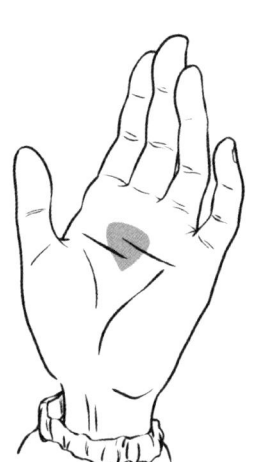

操作部位具体定位

位于双手掌中央，
第 2 ~ 4 掌骨体之间。

养生节气

立夏始，至小满。

操作手法

用磁力按摩棒，推按双手第 2 ~ 4 掌骨体之间。每次 5 分钟，每日 1 ~ 3 次。

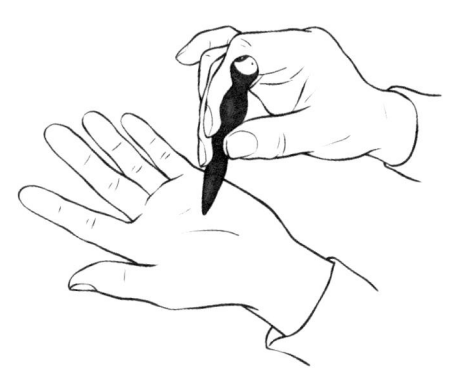

招式含义

立夏推肾的含义为，在立夏的时节，用磁力按摩棒推按手部肾反射区。立夏也被人们称为"孟夏"，即夏天的开始。这时天气逐渐转热，肾为水脏，因此在这个热气初始的节气，应当保养锻炼肾。在二十四式太极拳中，左揽雀尾对应与立夏，五个转体，腰部的气机在不断转体之中，便得到了增强。

招式功效

　　肾为人体的水脏，先天之本。用磁力按摩棒，推按肾反射区，可以疏通肾经的气机，增强其活动功能。这对于预防肾虚有很好的帮助。对于肾虚所致的各种气喘、虚喘等病，均有一定的效果。

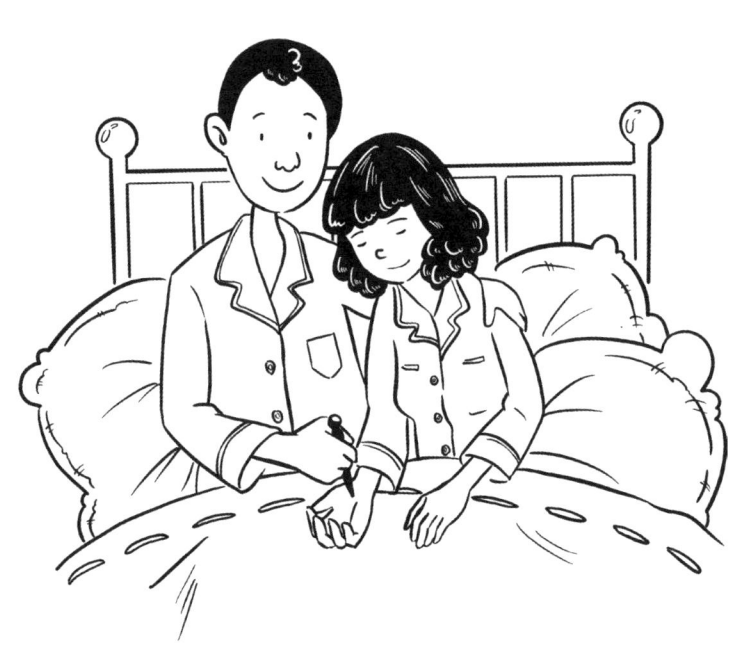

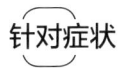
针对症状

1.腰膝酸软、两腿无力、心烦易怒

2.眩晕耳鸣、形体消瘦、失眠多梦、颧红潮热、盗汗、咽干

3.男子阳痿或阳强不倒、性欲亢进、遗精早泄

4.妇女经少、经闭、崩漏、不孕、尿短赤黄

第八式　小满旋膀

操作部位

　　手部膀胱、输尿管反射区。

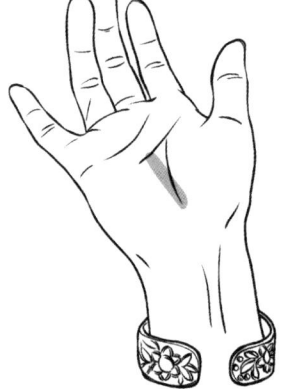

操作部位具体定位

　　肾、膀胱、输尿管反射区三者连成一线，从手中央至手掌下部，是人体泌尿系统的反射区。

养生节气

　　小满始，至芒种。

操作手法

用磁力按摩棒旋按手部膀胱、输尿管反射区，从手中央至手掌下部旋按。每次 5 分钟，每日 1 ~ 3 次。

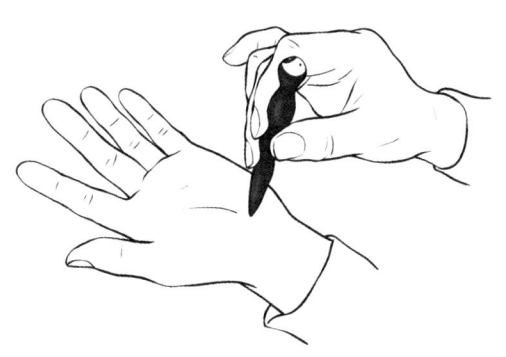

招式含义

小满旋膀。小满以后，气温升高，雨量增多，天气闷热潮湿，湿气加重。传统中医认为，"湿"为六邪之一，对人体容易造成伤害，此时因为夏劳消耗了大量的精气，因而会特别需要气血津液的灌溉。故保持膀胱等水道的通畅，有重要意义。在二十四式太极拳中，小满对应的是右揽雀尾，身体重心移至左腿，说明此时为变更的时期。

在南方，因为雨量的增加变得格外潮湿，人们要注意改善居室环境，避免潮湿，诱发风湿类风湿性关节炎。

招式功效

　　通过使用磁力按摩棒旋按手部膀胱、输尿管反射区，可以帮助膀胱疏通水道，增强其功能活动。预防各种因为湿气积聚在体内所造成的水肿痰饮等证。足太阳膀胱经循行于人体背部，主治经脉所过的背、腰、骶、大腿后侧、腘窝、腓肠肌等处疼痛，足小趾不能运用，疟疾等多种疾病，旋按手部膀胱、输尿管反射区也可促进该经脉的活动。

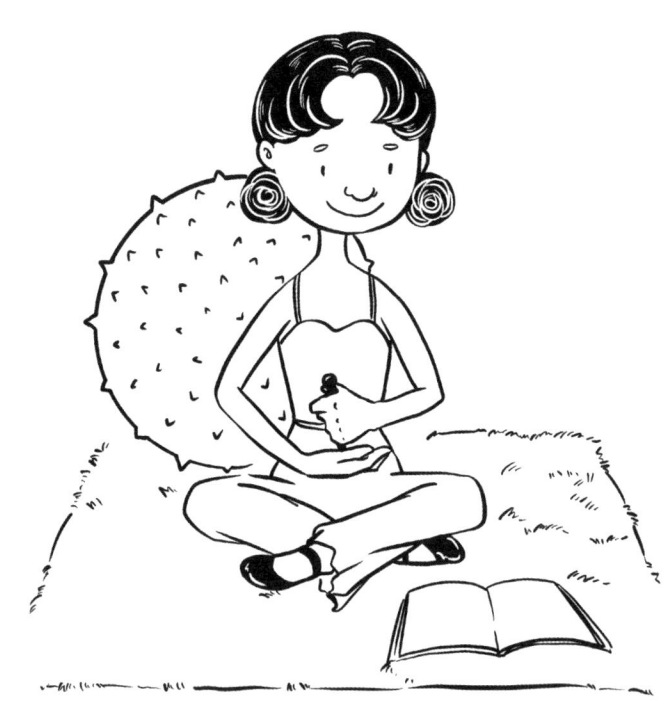

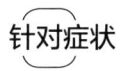
针对症状

1.小便不利、膀胱、尿道炎症

2.大小便不畅

3.痔疮

4.妇科疾患、男科疾患

第九式　芒鞭推舌

操作部位

手部舌的反射区。

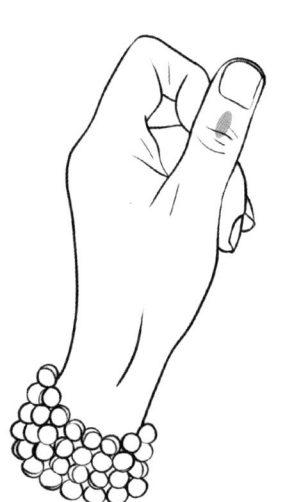

操作部位具体定位

在双手拇指背部，指间关节后方，两个扁桃体反射区中间。

养生节气

芒种始，至夏至。

操作手法

用磁力按摩棒按揉手部舌的反射区，并从拇指后方向下轻推至指根，推按 5 分钟，每日 1 ~ 3 次。

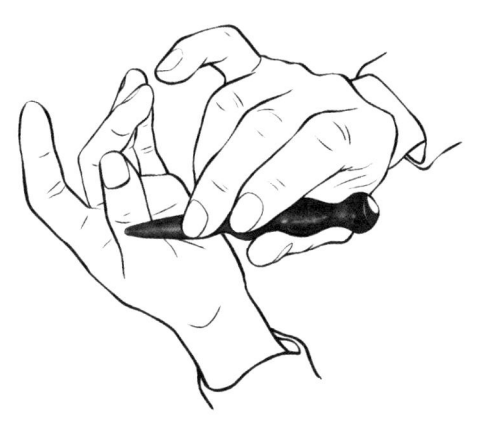

招式含义

芒鞭推舌 意为在芒种时使用磁力棒轻推手部舌的反射区，鞭即二十四式太极拳的第九式——单鞭，也是一种进攻的招式，我们在芒种这个热蒸湿动之时，鞭打着田中牛马，推着犁耕种。尽管忙于农活，也要保持心情愉悦，这样才得以宣畅气机，通泄自如。

　　以上方法通过疏通经络、调畅人体气机、祛除人体内湿气、防止夏打盹、健脾胃、增进胃肠蠕动、促进胃肠的消化吸收功能，预防由便秘引起的直肠癌的发生，同时还有美容护肤的作用。

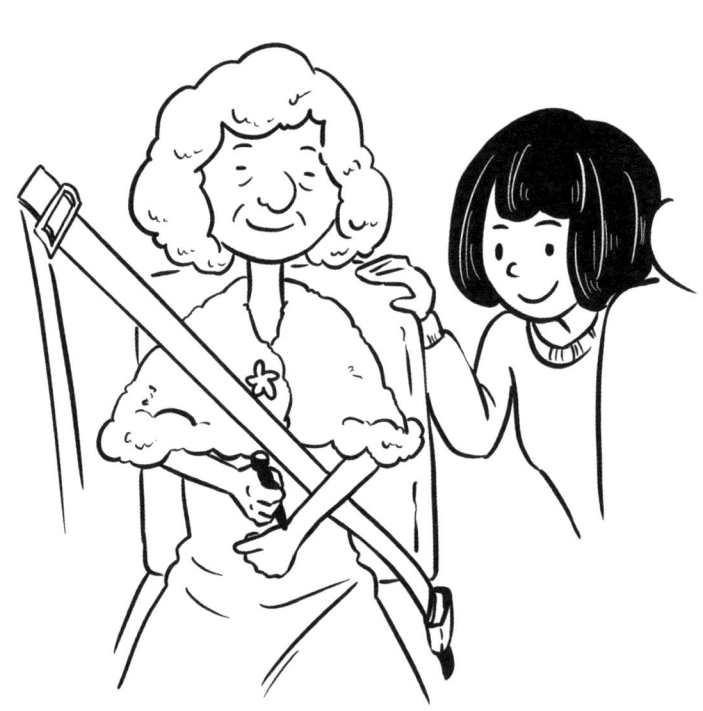

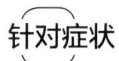
针对症状

萎缩性舌炎、地图舌、毛舌、口腔
溃疡味觉丧失

第十式　夏手拨桃

操作部位

手部扁桃体反射区。

操作部位具体定位

位于双手手背拇指第二指节，拇短伸肌腱的左右两旁。

养生节气

夏至始，至小暑。

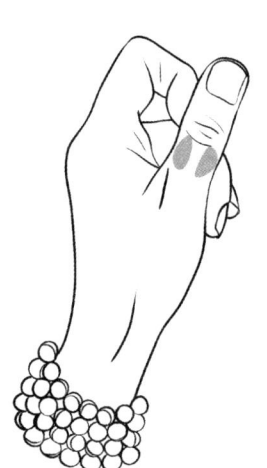

操作手法

用磁力按摩棒拨动手部扁桃体反射区，在双手拇指第二关节处,由中间向两边依次进行,拨动5分钟,每日2～3次。

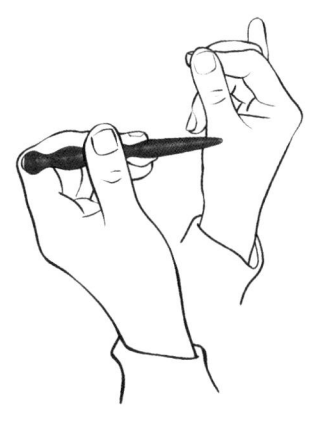

招式含义

夏手拨桃意为在夏至时用磁力按摩棒轻拨扁桃体反射区，手为二十四式太极拳中的云手，盛阳覆盖其上，阴气始生于下，酷暑难耐，更应该调息静心，意念中存想心中有冰雪，炎热的感觉便会轻。此时人的消化功能相对较弱，饮食宜清淡，多吃些桃、杏等瓜果，降低消化负担。云手为比较和缓的动作，在安排室外工作和锻炼时，要避开烈日，防止中暑。

　　通过按摩本反射区，保护人体阳气，有利于气血运行，恢复体力、消除疲劳，对冬病夏治也有帮助，即冬季易发的呼吸系统疾病和骨关节疾病。也能够扶正固本，提高机体免疫力，防止病邪入侵体内。

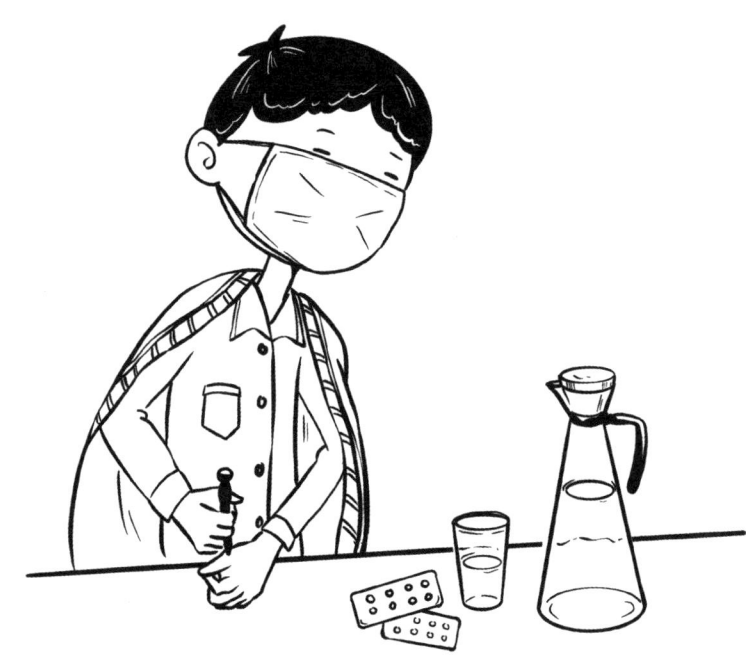

针对症状

1.咽痛、咽干、发痒、异物感、刺激性咳嗽

2.易感冒

3.扁桃体周围脓肿口臭

4.消化不良

5.头痛、乏力

6.高烧

7.烦闷

8.易惊

7.性情暴躁

第十一式　小暑划颈

操作部位

　　手部颈项反射区。

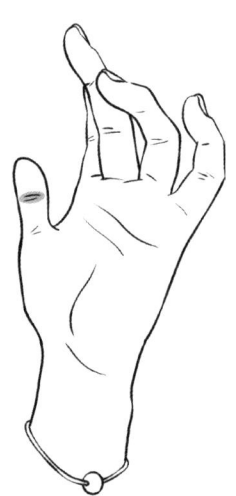

操作部位具体定位

　　位于双手拇指指腹根部横纹，两侧颈项的反射区分别在对侧手上。

养生节气

　　小暑始，至大暑。

操作手法

用磁力按摩棒划动拇指指腹根部的横纹，来回划动 3
分钟，每日 3 次。

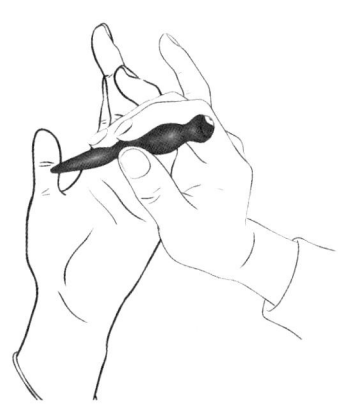

招式含义

小暑划颈意为在小暑之际用磁力按摩棒来回划动手部
颈项反射区，天气炎热，降雨增多，温风至，蟋蟀居宇，
鹰始鸷，此时人体阳气旺盛，能够保护人体，抵御病邪，
二十四式太极拳中单鞭也是防御功能。要保护好人体内的
阳气，宜少动多静，以免阳气消太过，也要注意勿久坐木，
即公园的长椅木凳等，温度高，湿气蒸发，久坐容易引发
风湿、关节炎、痔疮等。

招式功效

通过按摩本反射区，落枕、颈椎酸痛的症状明显减轻，缓解甚至消除颈。肩、背、臂综合征，也可疏通经络，有效减轻心脑血管疾病和呼吸系统疾病。

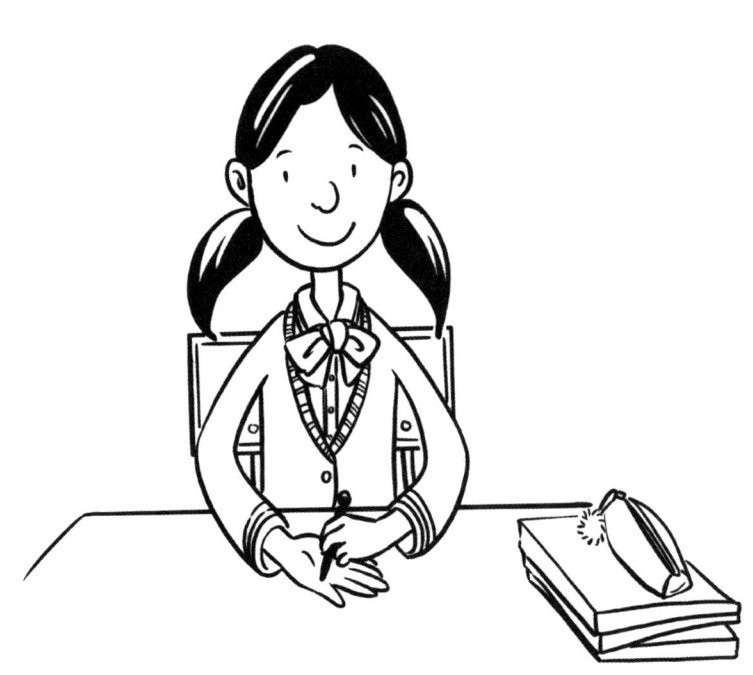

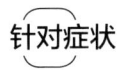
针对症状

1.颈椎增生、酸痛

2.落枕

3.脑供血不足

4.颈、肩、背、臂综合征

第十二式　大马刮脾

56

操作部位

　　手部脾反射区。

操作部位具体定位

　　位于双手掌第四、
五掌骨体近端之间。

养生节气

　　大暑始，至立秋。

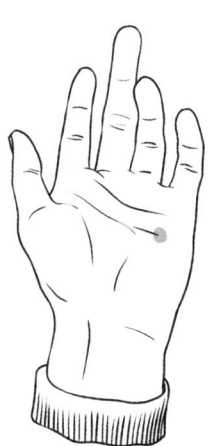

操作手法

用磁力按摩棒刮按手部脾的反射区，用按摩棒向指根方向刮按。

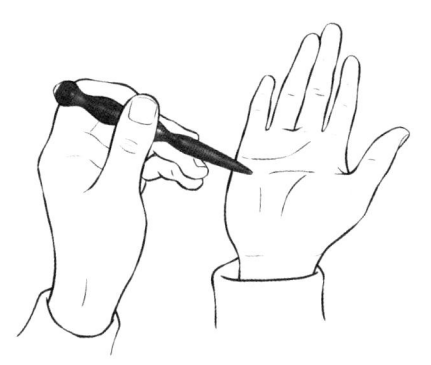

招式含义

大暑是一年当中最热的时候，腐草为萤，土润溽暑，大雨时行，天气闷热，土地潮湿，时常有雷雨出现，此时人们心情轻易浮躁，心情烦闷，更应注意防暑降温，"马"为二十四式太极拳中的高探马，也是比较升浮的动作，升降起伏，寓动于静，才能达到人体之内及人体与环境的阴阳平衡。

招式功效

　　通过按摩本反射区，疏通经络，可以消食健胃、行气散瘀、化浊降脂。另外，对呼吸系统疾病也有一定的防治作用。

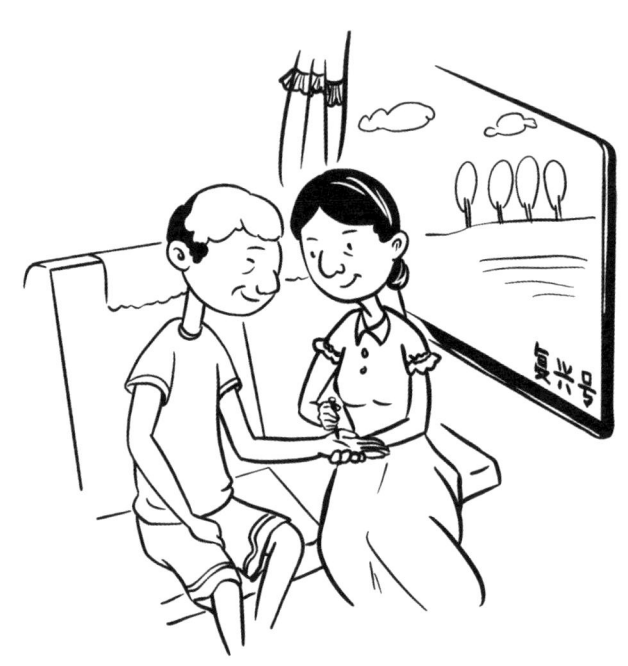

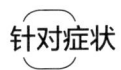

针对症状

1.消化不良

2.厌食症

3.胃炎、胃痛、胃胀、反酸、呃逆

等消化系统疾病

第十三式　秋蹬划鼻

操作部位

手部鼻反射区。

操作部位具体定位

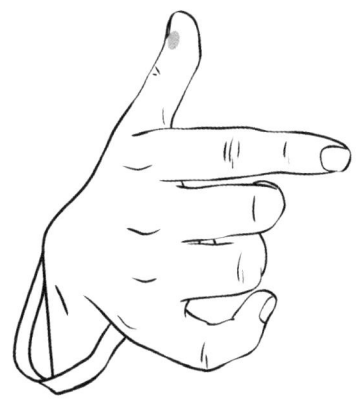

位于双手拇指指腹
内侧延伸到拇指指甲的
根部，第一指间关节前，
两侧鼻的反射区分别在
对侧手上。

养生节气

立秋始，至处暑。

操作手法

用磁力按摩棒轻轻按摩手部鼻的反射区，由拇指指腹内侧轻划至指甲根，每次5分钟，每日1～3次。

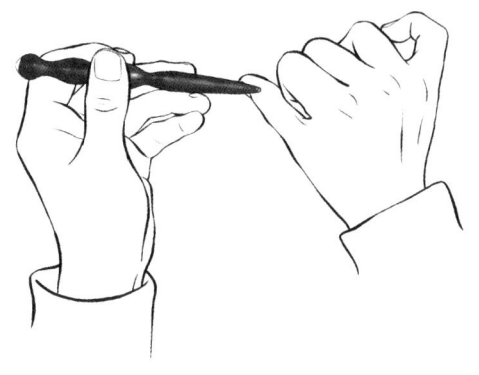

招式含义

秋蹬划鼻意为在立秋之时，用磁力按摩棒轻划手部鼻的反射区，"蹬"对应了二十四式太极拳的右蹬脚，是一个转身后的动作，古有"立秋之日凉风至"的说法，天地之间的热气逐渐消退，阴气增强因秋阳肆虐，有些地方天气还是比较炎热，为谨防秋老虎伤人应少吃辛辣食物，多吃酸味食物，以消暑敛汗，健胃开脾。

招式功效

通过以上操作方法，疏通经络，可以促进肺通气与换气功能、吸入清气、呼出浊气、完成气体交换，促进人体新陈代谢。

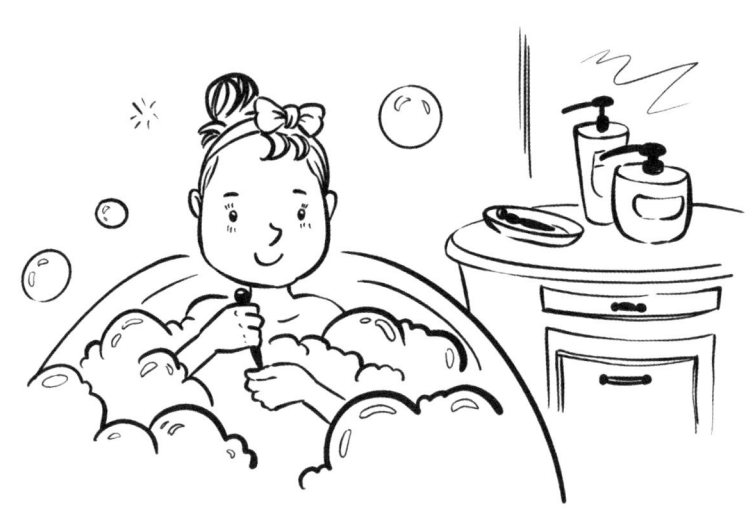

太极磁力棒手疗治病 24 法

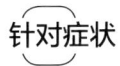

针对症状

1.阵发性喷嚏

2.鼻流清涕、鼻塞、鼻痒、不辨香臭

3.声音浑浊

第十四式　处峰搓胸

操作部位

手部胸的反射区。

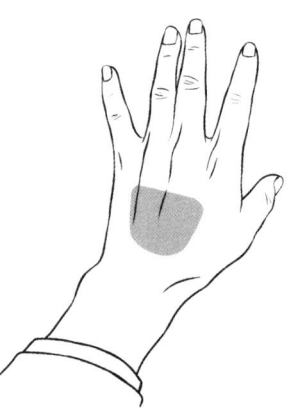

操作部位具体定位

位于手背第2、3、4掌骨所形成的区域。

养生节气

处暑始，至白露。

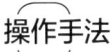

操作手法

　　用磁力按摩棒在手部胸的反射区搓动，由掌指关节向掌根部搓动。每次 5 分钟，每日 1～3 次。

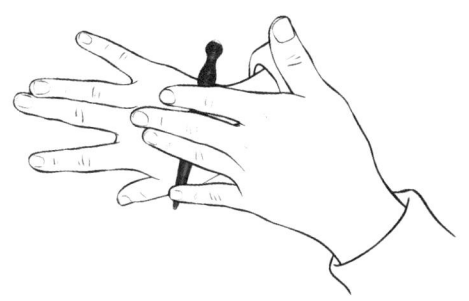

招式含义

　　处峰搓胸意为在处暑之时，用磁力按摩棒按摩手部胸的反射区，"峰"为二十四式太极拳中的双峰贯耳，是一个由防守转变为进攻的招式，而处暑的"处"字有躲藏终止之意，也就是说炎热的夏天就要结束，热到此为止了，与双峰贯耳相照应。此时应注意养阴护阳，早睡早起，适当添加衣服，也要遵循春捂秋冻的原则，不宜一次增加过多衣服。处暑时天气较干燥，燥邪易灼伤肺津，因此此时节宜多食具有养阴润肺作用的食物，有利于保护胸部肺功能。

招式功效

通过按摩该反射区，有利于缓解咳嗽、胸闷、发热等症状，调畅气机，疏通经络。

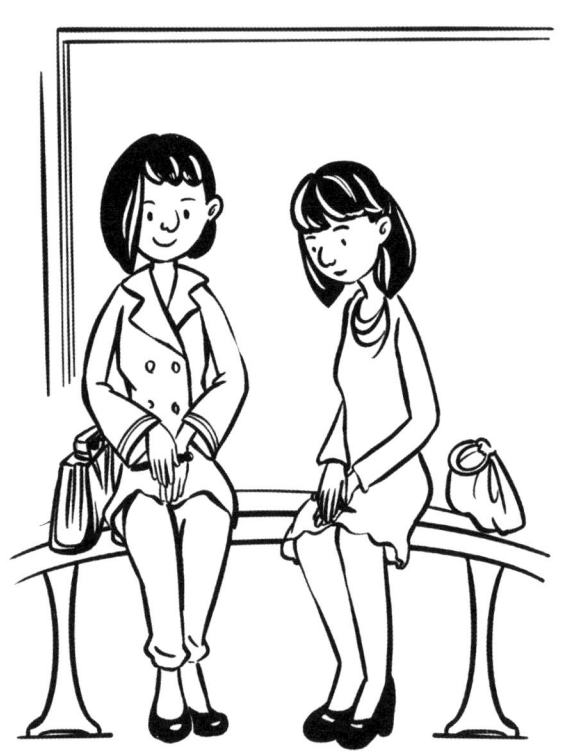

针对症状

1.咳嗽、痰中带血、咯血

2.胸闷、呼吸困难、气促

3.乏力

4.哮喘

5.声音嘶哑

6.发热

7.烦躁不安

第十五式 露转推膈

操作部位

手部膈反射区。

操作部位具体定位

位于双手手背第2～3掌骨中间，平行于虎口。

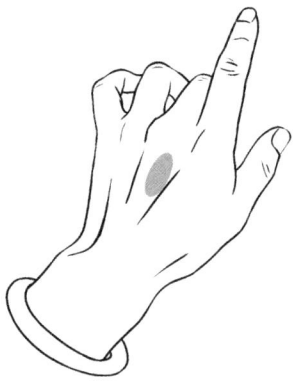

养生节气

白露始，至秋分。

操作手法

用磁力按摩棒在手背的第2～3掌骨中间，由上向下，来回推按，每次5分钟，每日1～3次。

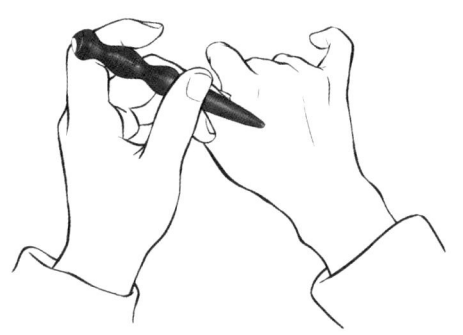

招式含义

露转推膈意为在白露之际用磁力按摩棒推按手部膈的反射区，"转"的含义为太极拳中的转身左蹬脚，此时天气逐渐转凉，清晨露水增多，凝结成一层白白的水滴，气候变得干燥，应该多吃生津润燥的食物，防止燥邪伤身；收敛神气，保持心境平和，避免不良情绪影响。而转身左蹬脚也有将气机运行至全身及四肢的作用，以保护人体阳气，防止邪气入侵。

69

招式功效

通过以上操作方法，疏通经络，调畅机体气机，可以缓解胸闷、胸痛等症状，对寒凝血瘀，经脉淤滞也有一定的治疗作用。

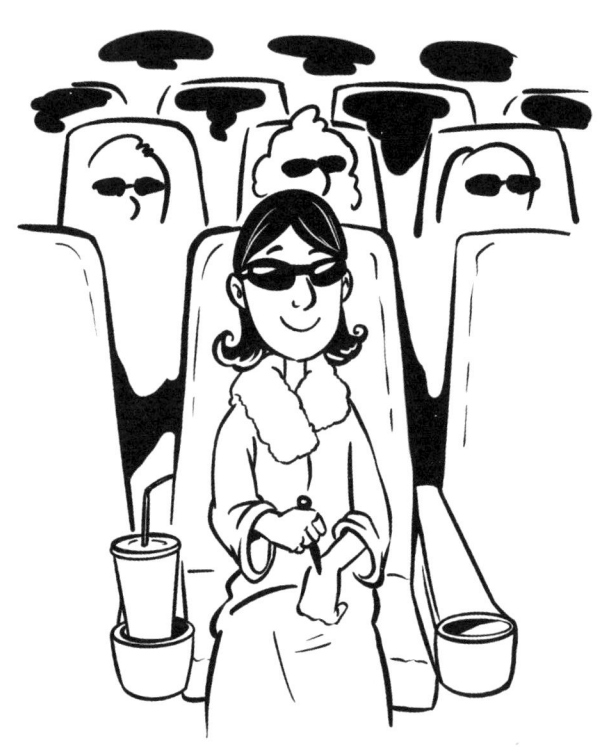

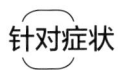

针对症状

1.胸闷、胸痛

2.胁痛、腹胀

3.膈肌痉挛、呃逆

第十六式　秋下点肠

操作部位

　　手部盲肠、阑尾反射区侧。

操作部位具体定位

　　右手掌侧，第 4、5 掌骨底之间的区域。

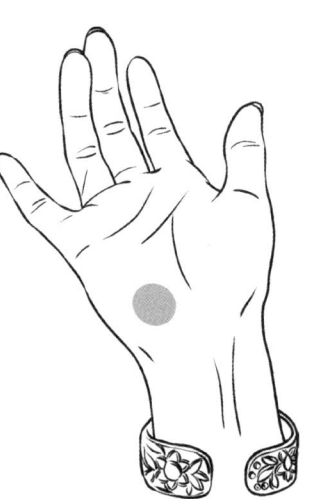

养生节气

　　秋分始，至寒露。

操作手法

用磁力按摩棒点按手部盲肠、阑尾的反射区，力度大小适中，每次 5 分钟，每日 1 ~ 3 次。

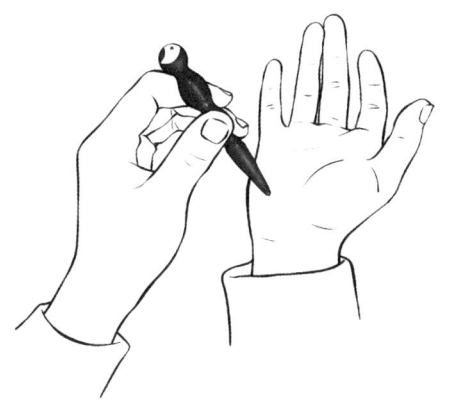

招式含义

秋下点肠意为在秋分之际，用磁力按摩棒按摩手部盲肠、阑尾的反射区，"下"为左下势独立，此时人体之气在体内充分运行。此时凉风萧瑟，白昼变短，昼夜温差变大，人宜出现悲忧情绪，固应收神敛气，保持内心平静，且秋季在六腑与大肠相对应，在此节气做好养生，有利于人体内阴阳平衡。

招式功效

　　通过按摩本穴位，疏通肠部经络，对治疗慢性阑尾炎有明显效果，还可以润肠通便、健胃消食、行气散瘀、下气利水。

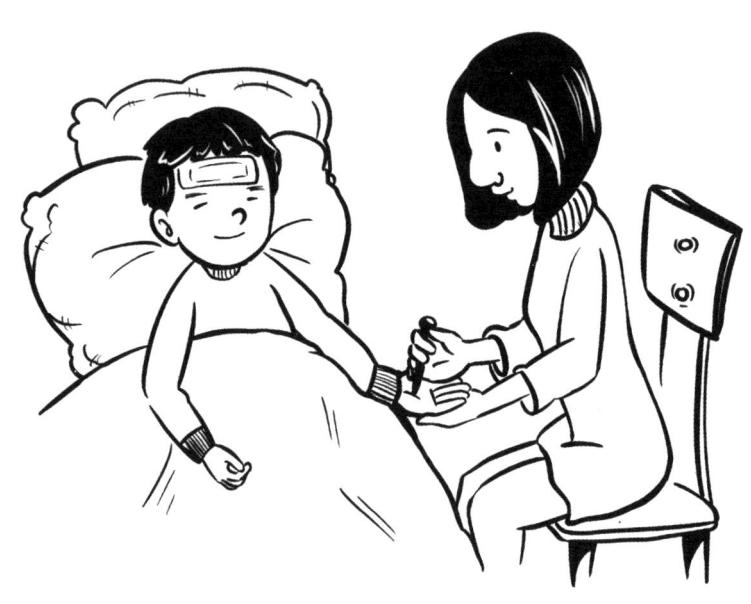

1.腹痛、便秘

2.恶心、呕吐

3.下痢脓血

4.里急后重

5.肛门灼热

6.暴注下泻

第十七式　寒独按肺

操作部位

手部肺、支气管反射区。

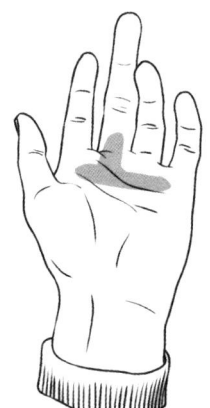

操作部位具体定位

位于双手掌面前部，第2～5掌骨之间指骨的根部；支气管反射区位于中指上，敏感点在中指指处。

养生节气

寒露始，至霜降。

操作手法

用磁力按摩棒按揉肺、支气管反射区。使用棒身，从双手掌面前部开始，揉至第 2 ～ 5 掌骨之间指骨的根部，接着再循中指直上，按揉直中指指根处。每次 5 分钟，每日 1 ～ 3 次。

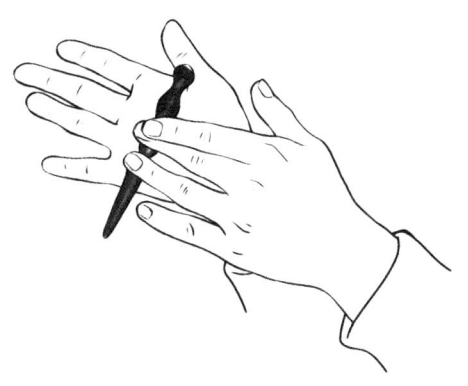

招式含义

寒独按肺意为在寒露之时应用磁力按摩棒按揉手部肺、支气管反射区，"独"的意思为二十四式太极拳的右下势独立，与秋季的倒数第二个节气寒露相合。秋季为肺病高发时节，自古便有"金秋之时，燥气当令"，右下势独立的转身挪移之道，便与此契合。此时的自然界，阴阳开始转变，阳气渐弱，阴气渐盛，我们人体也需要做出相应的调整，以应对阴阳消长的平衡。

招式功效

以上方法可以疏通肺经，调节肺经之经气的平衡。可用于肺部胀闷、砰砰而咳喘、咽喉肿痛、严重时交捧双手、心胸闷乱、视物模糊等病症，或者严重时发生的前臂部的气血阻逆如厥冷、麻木、疼痛等症。

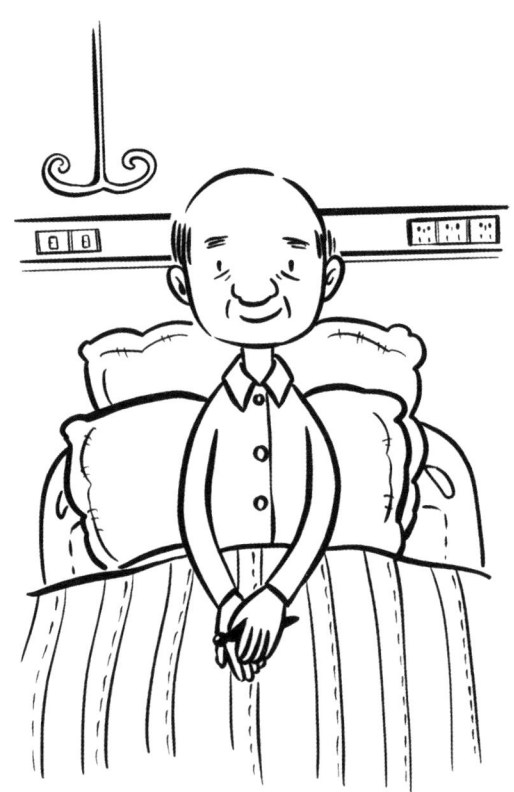

1.呼吸系统的疾患，如感冒、肺炎、肺结核、咽喉肿痛、音哑、痰多、咳喘、气管炎等

2.便秘

3.皮肤病

第十八式　霜左刮喉

操作部位

手部喉与气管及食管反射区。

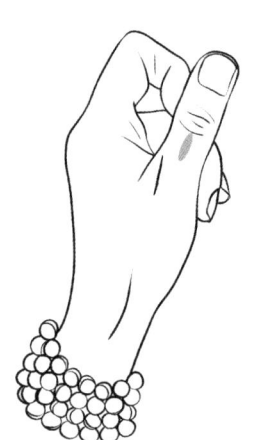

操作部位具体定位

位于双手拇指背部第二指关节中间部位。

养生节气

霜降始，至立冬。

操作手法

用磁力按摩棒尖端刮按双手第二拇指背部中间位置，每次 5 分钟，每日 1 ~ 3 次。

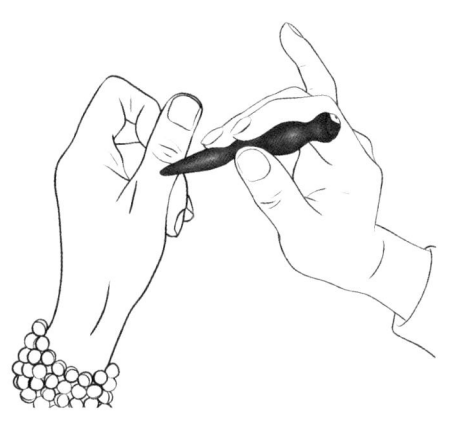

招式含义

霜左刮喉意为在霜降这个节气之中，宜对喉部增加一些刺激，使增强提高其功能以及增强防御力。"左"为二十四式太极拳"左右穿梭"，一左一右，以缓和秋气。霜降本为秋季的尾巴，已接近于冬，此时阴阳消长已到了尾声，秋天必须保持体内阳气的充裕旺盛，以应对冬季的到来，而呼吸系统的喉是肺脏的要塞。必须保证其功能活动的稳定才能使肺气免于遭受秋气之扰。

招式功效

　　以上方法可以刺激咽喉，可以增强其功能，帮助呼吸道阻挡来自大气之中的污染物。在霜降，肺气会经常被这个季节的肃杀之气所阻遏，故保持呼吸道通畅对机体健康有重要意义。可以预防秋季常发生的气管炎、肺炎等呼吸道疾病；对于儿童来说，更应该注意保护好呼吸道的健康，儿童体质弱，是最受疾病关注的人群。

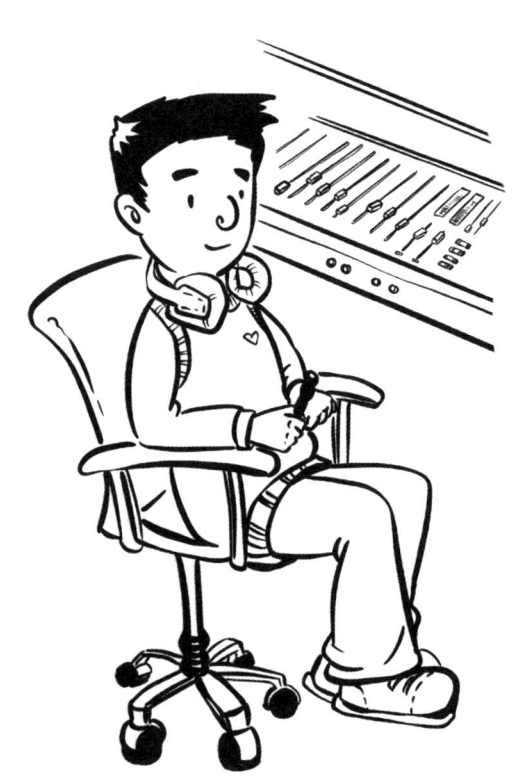

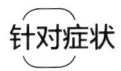
针对症状

1.喉痹、咽炎、咽痒、咽痛、咳嗽、干呕

2.肺壅、肺气不畅

3.便秘

第十九式　立海推胃

操作部位

胃、胰、十二指肠反射区。

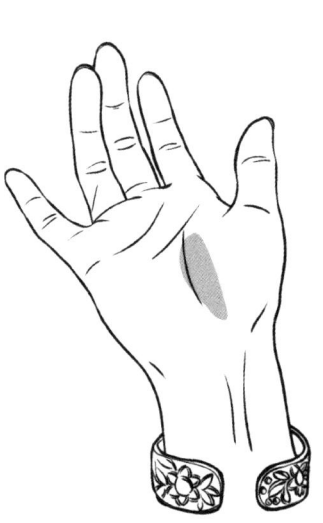

操作部位具体定位

位于双手掌心大鱼际，依次为胃、胰、十二指肠反射区。

养生节气

立冬始，至小雪。

操作手法

用磁力按摩棒棒身从双手掌心沿大鱼际至手腕部旋按，每次3分钟，每日1～3次。

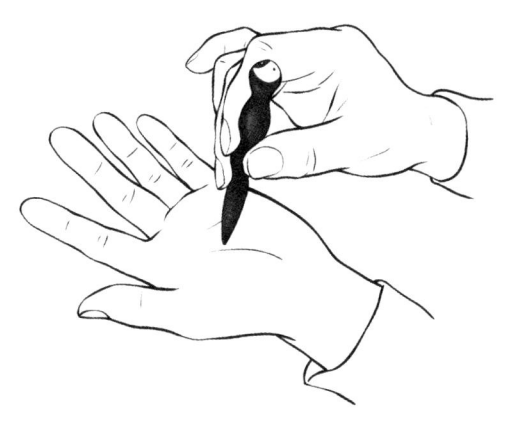

招式含义

此时为冬之始，冬天为阴气最为旺盛活跃的时期，必须以保养为主，立冬的时候，我们更应该先保养好我们的脾胃。中医认为，脾胃为后天之本，气血生化之源。故而保养脾应列在前列。"海"是二十四式太极拳的"海底针"，俯身垂手，整个身体重心下移，这一式有着中医的藏养之意。"胃"即为胃、胰、十二指肠反射区，我们使用推按的补法对胃部产生一定的刺激，可在一定程度上增强胃部的蠕动能力，提高其功能。

招式功效

  该式可以在一定程度上疏通足阳明胃经的经络，使其气机顺畅，胃经循行于人体前部和腿部。此式可通过刺激手部胃、胰、十二指肠反射区，增加胃、胰和十二指肠的活动，从而增强其功能。对于肠鸣腹胀、腹痛、胃痛、腹水、呕吐或消谷善饥、口渴、咽喉肿痛、鼻衄、热病、发狂等症，时常做手法均可起到保健预防的作用。尤其是在冬季初始时。还可帮助消化，对于小孩子尤其有效果。

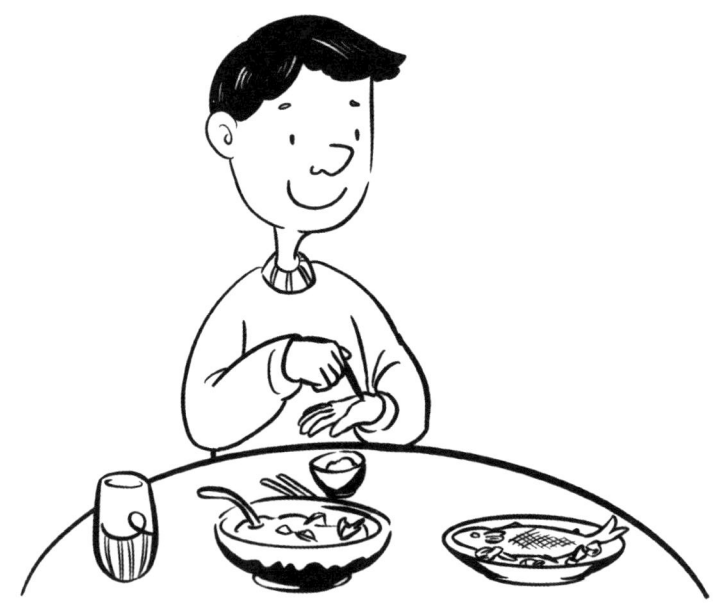

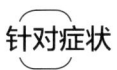
针对症状

1.食欲不振、消化不良

2.便秘

3.厌食、呕吐

4.胃炎、胃痛、胃胀、肠炎

第二十式　小雪拍高

操作部位

手部高血压反射区。

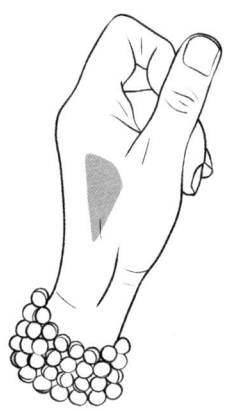

操作部位具体定位

位于双手手背虎口至手腕部横纹为血压区，合谷穴到阳溪穴之间。

养生节气

小雪始，至大雪。

操作手法

用磁力按摩棒棒身轻轻拍击双手虎口至手腕部横纹。

每次 5 分钟，每日 1 ~ 3 次。

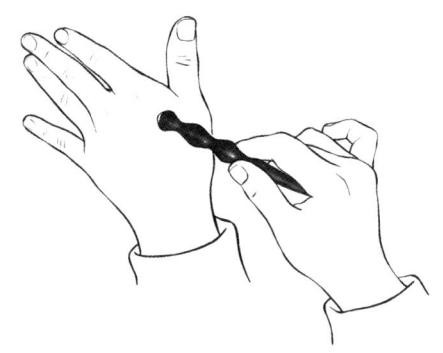

招式含义

"小雪"有"鹅毛片片飞的"说道，意味着冬天已经

正式进入到人们的生活，小雪节气前后，天气一般都是阴

冷晦暗的，此时人们的心情也会受其影响。正合于二十四

式太极拳之中的闪通臂，屈臂上举，以畅情志。故在此节

气里，一定要学会调养自己的情绪，保持乐观积极的心态，

节喜制怒，而拍击手部的高血压反射区可以很好地缓解压

抑的精神。

招式功效

　　高血压有很大的原因是情志的关系，在冬季，我们要做的就是"藏"，将我们的情绪收敛起来，这样才能使气机不致外泄。这一式可以既能增强心脑血管的收缩功能，缓解血管压力；又能调节紧张的情绪，舒畅气机。对于预防脑中风，心血管硬化，有一定效果。对于儿童，这一式手法还可降低其烦躁情绪，有助于儿童的健康睡眠。

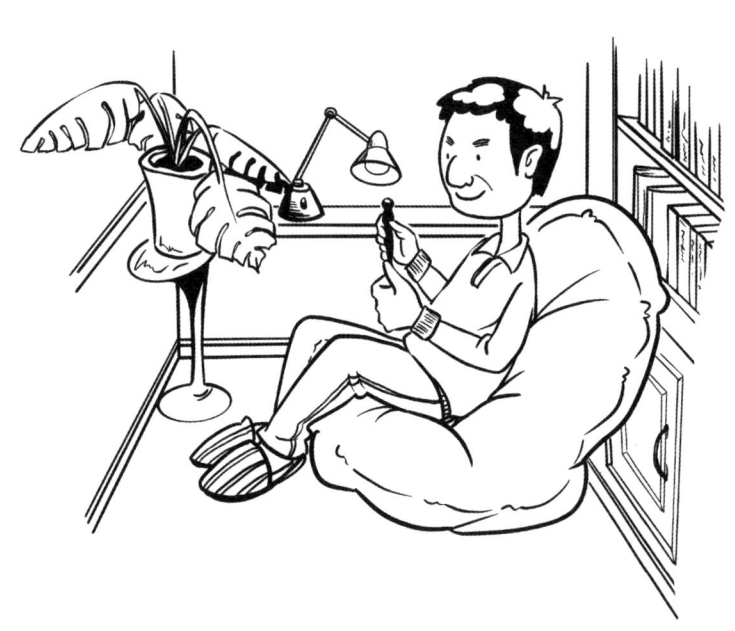

针对症状

1.高血压

2.急躁易怒、紧张、不安

3.胁肋胀痛、腹胀、膈肌痉挛、
   呃逆

第二十一式 大雪压肠

操作部位

手部小肠反射区。

操作部位具体定位

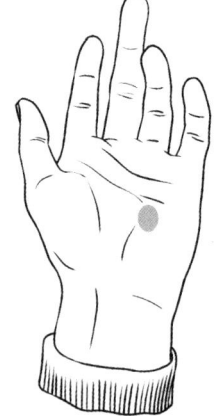

位于双手掌掌心凹入区域，被升结肠、横结肠、降结肠、乙状结肠及直肠等反应区所包围。

养生节气

大雪始，至冬雪。

操作手法

用磁力按摩棒棒头缓缓按压双手掌心凹入区域。每次5分钟，每日 1 ~ 3 次。

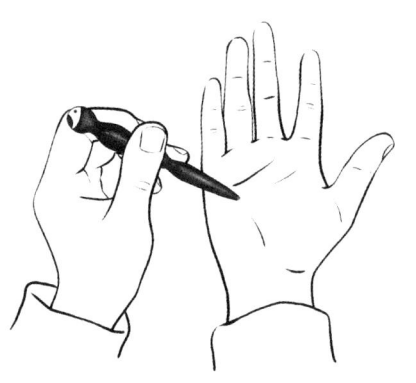

招式含义

大雪时节，天气严寒，万物凋零，都已进入潜藏期。人们的养生保健，也要顺应自然规律，以"藏"为主。而二十四式太极拳之中的转身搬拦捶也有此意，前臂的内旋划弧，正有着收藏养育之意。故在此节气，应当以生养为主，小肠是人体主要吸收营养的器官，通过用太极磁力按摩棒刺激按压手部的小肠反射区，可以达到刺激小肠蠕动，增强吸收的目的。

　　此式可疏导手太阳小肠经的气机，增强其功能活动。可预防小肠经的病患如咽喉痛，颔下肿不能回顾，肩部牵拉样疼痛，上臂痛如折断等。而小肠又是人体消化吸收的主要部位，故增强其功能还可使人体能量充沛。这对于小儿有重要意义，是保证其正常生长发育的基础。

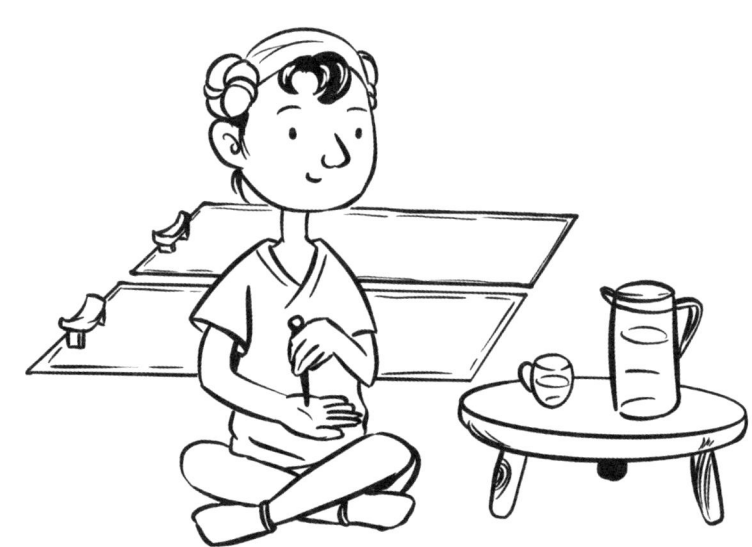

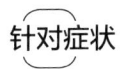 针对症状

1. 完谷不化、食积胀满

2. 消化不良

3. 肠道内分泌系统疾患

第二十二式　冬如旋结

操作部位

结肠反射区。

操作部位具体定位

位于双手掌第一至四掌骨远端的一带状区域。

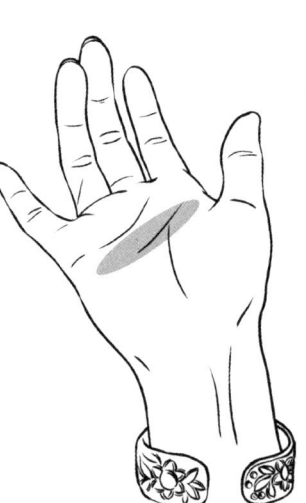

养生节气

冬至始，至小寒。

操作手法

用磁力按摩棒棒头旋按双手掌第一至四掌骨远端的一带状区域。每次 5 分钟，每日 1 ~ 3 次。

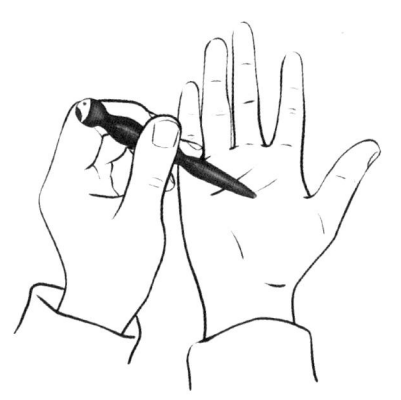

招式含义

冬至是一年中白昼最短夜晚最长的一天。阴盛阳衰，阴极生阳，阳气开始萌生，是人体阴阳气交的关键时刻。"如"为二十四式太极拳之中的如封似闭，两手手心逐渐翻转向上并慢慢分开回收。此为藏之极。"旋"为旋按之意，旋按的刺激更为剧烈一些，可增强疗效。"结"为手部结肠反射区，结肠有着吸收、分泌、细菌消化与协助排粪作用。

招式功效

　　该式通过刺激手部结肠反射区，增强结肠的功能。对于冬季各种寒气所致的腹痛，疝气、便秘和各种寄生虫病，均有一定的缓解预防作用。对于儿童，和其他体质虚弱者，这一式还可以补其体内正气，增强其免疫力。

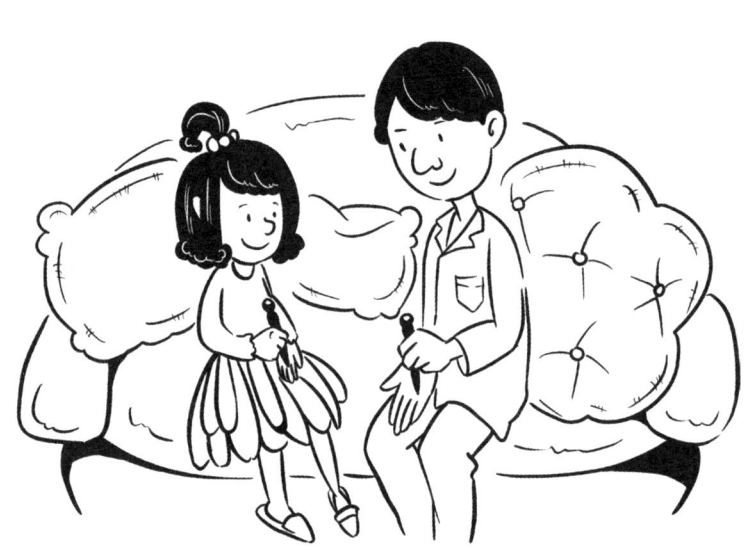

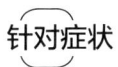
针对症状

1.体弱、免疫力低下

2.便秘

3.食积、脘腹胀满

第二十三式　小寒搓椎

操作部位

手部颈椎反射区。

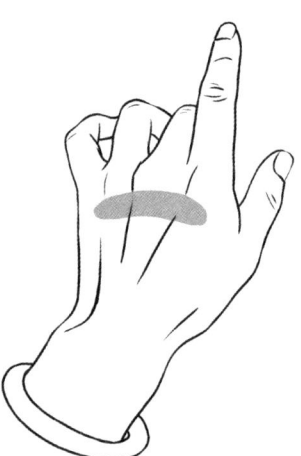

操作部位具体定位

位于双手背第 2 ~ 5
掌骨间远端。

养生节气

小寒始，至大寒。

操作手法

　　用按摩棒在手背部颈椎的反射区搓动，由掌指关节向指根部搓动。每次5分钟，每日1～3次。

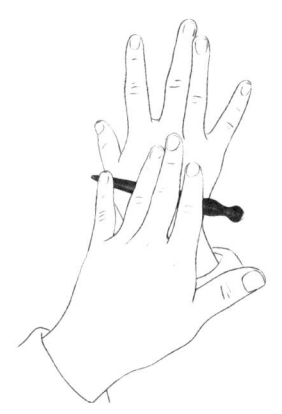

招式含义

　　"小寒"节气正处于"三九"寒天，是一年中气候最冷的时段。中医认为，寒为阴邪，此时是最寒冷的节气也是阴邪最盛的时期。在二十四式太极拳之中，十字手与其相对应。十字手两臂环抱时须圆满舒适，沉肩垂肘。与小寒在中医之中的观念相吻合。大寒当大藏，此时为身体收藏最关键的时期。寒易导致椎骨的病变，故此时应当保养椎部，使其气机协调。

招式功效

　　颈椎病是现今大多数人的烦恼，此式通过刺激手部颈椎反射区、疏通颈部的经络，改善其血液循环。经常做此手法，可预防颈椎病的发生，还可用于颈椎病患者的康复治疗。儿童常做此式也可有效预防小儿驼背和颈椎类疾病。

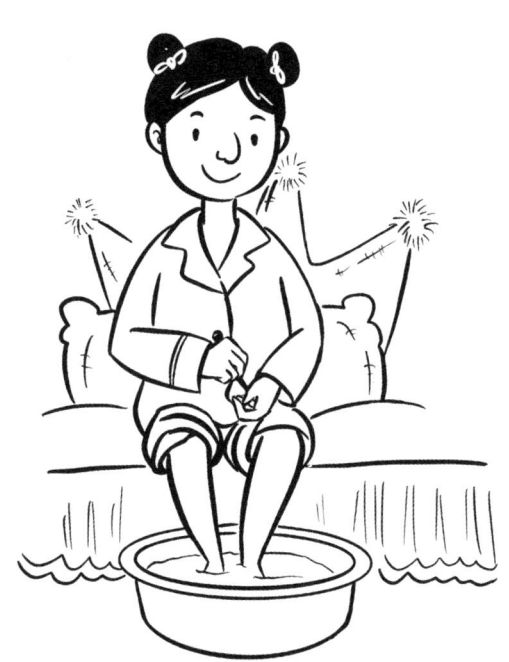

太极磁力棒手疗治病24法

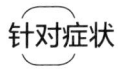

针对症状

1.颈椎增生、酸痛、落枕

2.头脑供血不足所致的头晕目眩、

眼花

3.婴幼儿发育不良

4.颈、肩、背、臂综合征

第二十四式　大寒点心

操作部位

　　手部心反射区。

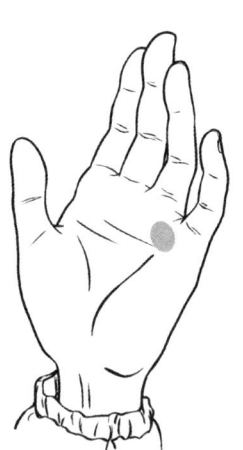

操作部位具体定位

　　四五指根部至手掌
横纹之间区域明显凸起
部位。

养生节气

　　大寒始，至立春。

操作手法

用磁力按摩棒棒头点按掌横纹上方。每次5分钟，每日1~3次。

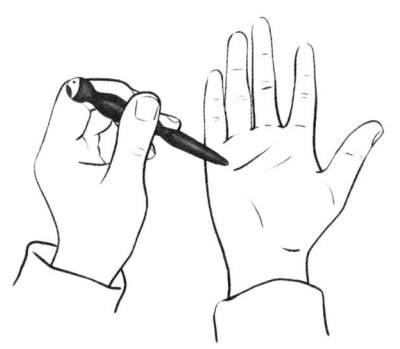

招式含义

"大寒"是冬季六节气的尾巴，此时天气寒冷已极，故名大寒。大寒的养生，要着眼于"藏"。意思是说，人们在此期间要控制自己的精神活动，保持精神安静，把神藏于内不要暴露于外。心在中医认为主管一身之神明，心安则五脏皆和。二十四式太极拳的最后一式为收式，说明此刻为一个轮回的终点，也是另一个轮回的起始。故在此时更应当保持神明的清醒，心神的内守。

招式功效

　　以上方法可以调节心神，振奋心阳，使其功能活动增强，温煦周身。可以在冬藏之末，收养阳气。能够预防咽喉干燥、心痛、口渴要水喝；还可缓解前臂部的气血阻逆，如厥冷、麻木、疼痛等症。而对眼睛昏黄、胁肋疼痛、上臂、前臂的内侧后边疼痛、厥冷、掌心热等症，均可起到一定的抑制作用。

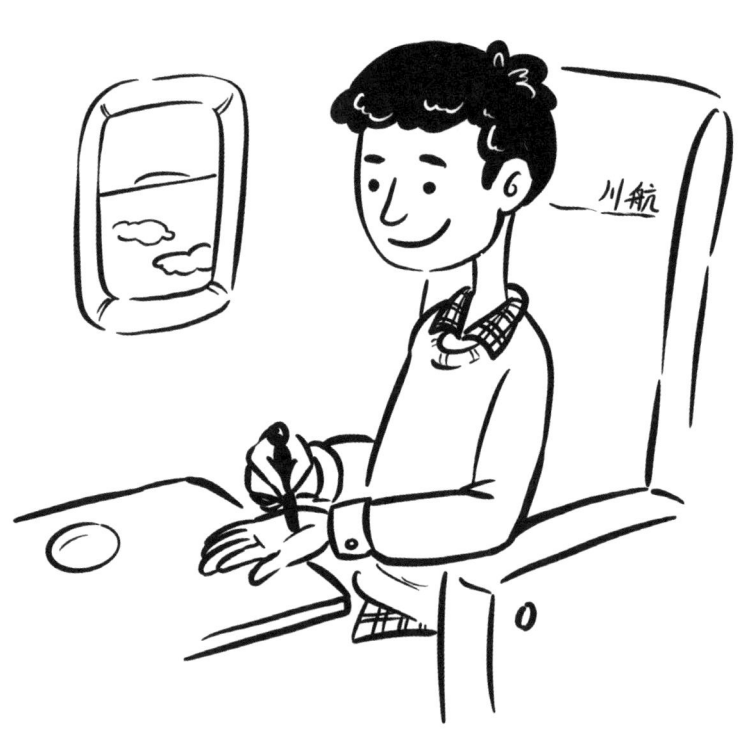

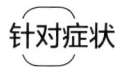

针对症状

1.心悸不安、心烦失眠

2.心绞痛、心律不齐

3.循环系统疾患

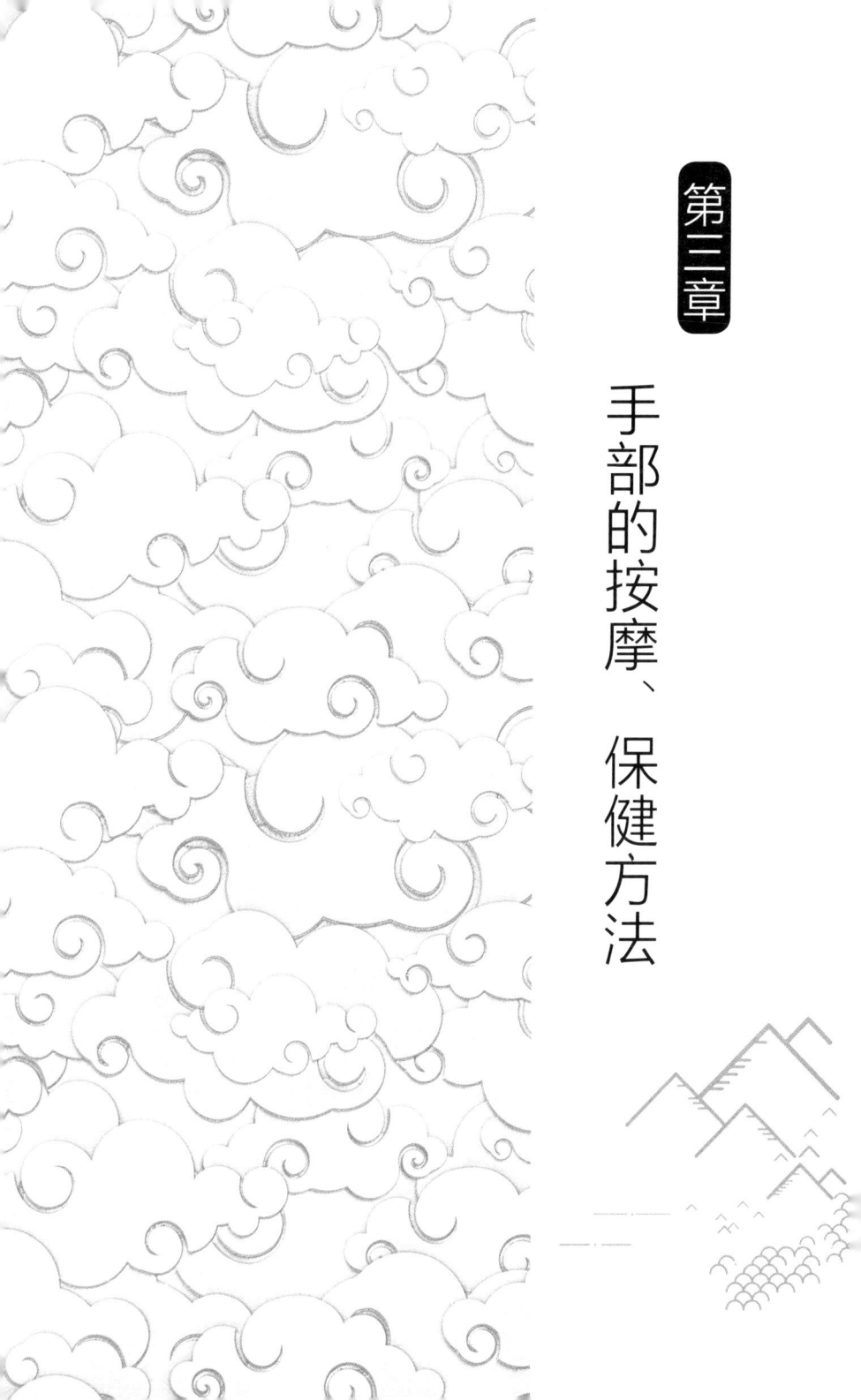

第三章

手部的按摩、保健方法

第一节
常用手部按摩方法

正确使用磁力按摩棒，用以对症治疗。不同的疾病有着不同的治疗方法，要根据疾病来选取准确的手法，这样才能发挥磁力按摩棒最大的作用，起到最好的治疗效果。

手部在全身的全息反射区与大脑、人体健康、经络、脑中风之间有着密不可分的联系。手部反射区按摩保健法是指在手部的反射区、全息穴、病理反应点及经穴与经外奇穴等部位上，进行手法按摩或借用按摩工具对这些部位加以刺激，以达到预防和治疗疾病目的的一种方法。它是按摩疗法的重要组成部分，渊源于我国传统医学，又汲取了现代医学的营养，兼收并蓄形成独立的体系。

一、按法——太极磁力按摩棒按压穴位

用磁力按摩棒按压患者体表特定穴位以治疗疾病。操作时，太极磁力按摩棒固定于穴位上不动，先轻后重。按压时间每穴教秒，以患者感到酸、麻、胀、痛为好。按摩时，用力

要平衡，由轻到重逐渐加力。当达到一定深度，患者有明显痛、胀、酸、麻得气感时，即将磁力按摩棒慢慢抬起，一个动作即告完成。切忌用暴力，或用力不均匀、时轻时重。

二、推法——磁力按摩棒推压穴位

推法是指用磁力按摩棒着力于手部某一反射区行单向直线推压移动。

操作时，磁力按摩棒紧贴体表，用力稳健，速度缓慢、均匀，应沿骨骼走向施行，且在同一层次上推动。此法适用于同处的几个反射区，且相距很近。

按摩时，推动用力要平衡均匀持久，由轻到重逐渐加力，直至能深达以出现气感。切忌用力不均，一轻一重，或使用暴力，不可过快。

三、点法——用磁力按摩棒点压穴位

点法是指用磁力按摩棒吸定于特定穴位或反射区上点压。用磁力按摩棒的太极头端施力，给磁力按摩棒以向下的力，以固定着力点。

操作时，磁力按摩棒按压一次，提起一次，解除压力。有些带状反射区，可先用力压下，待患者感到疼痛，然后慢慢移动，或定点点压，至反射区全面点毕为止。

按摩时，用力要均匀、持久、渗透，刺激量以患者能耐受为度。点法一般用于骨缝处的穴区和要求较按法更为有力而区域又小的部位。它具有调整气血，活血止痛的作用，多用于急症，痛症等。

四、揉法——用磁力按摩棒揉压穴位

揉法是指用磁力按摩棒吸定于反射区上，腕部放松，以磁力按摩棒头部为支点，棒身主动摆动，将力量通过手指而达到所揉部位。操作时，动作要连续，着力由小到大，再由大逐渐减小。

按摩时，用力要均匀持续，而轻柔的旋转回环，动作宜轻宜缓，并避免触打或跳跃。此法适用于反射区较大的部位。

五、擦法——用磁力按摩棒摩擦穴位

擦法是指用磁力按摩棒附着于手部，紧贴皮肤进行往复快速的直线运动。

操作时，磁力按摩棒应自然伸直，前臂与手近似水平，磁力按摩棒擦的那端可微微下按，以太极端为支点，慢慢摩擦。着力不滞，循环往复，以出现温热感为佳。擦法可与许多手法配合使用。

摩擦时，注意着力部位要紧贴皮肤，但不能硬用压力，以免损伤皮肤，擦时应直线往复，用力要稳，动作要均匀连续。

六、扣法——用磁力按摩棒扣打手部穴位

用磁力按摩棒扣打手部穴位，称为扣。扣法用力要快而且短暂，垂直扣击体表，速度均匀而有节奏。操作时，尽量扣击手部反射区较狭窄的部位，这种方法具有祛风散寒、舒筋通络的作用，能治疗各种痛症、慢性病、劳损等疾患。

按摩中，用力由轻而重，不可突然用力，动作要缓和而有节奏感。

第二节
手部保养

　　手部为手三阴经与手三阳经的交汇之所，经穴多，循环丰富，是人体上焦的一个重要的枢纽。经过很多中医研究证明，按摩手部可以有效地促进手部的血液循环、疏通经络、加速新陈代谢的速率，可以起到养生保健和治疗疾病的作用。手部的按摩可以增强手部的关节功能，保持手部的灵活性。故而手部的保养对于全身的健康尤为重要，手部的健康可关系到全身各个脏器的健康，手部的保养不可忽视！

114

一、去角质

　　对待手部，也要使用磨砂膏定期去角质，就像对待脸部一样，去角质同时除去皮肤上的污垢。注意，去角质不能过于频繁，否则皮肤容易受感染，产生反效果。一个星期去角质一次就足够。

　　另外，还可以用海盐和柠檬调配成溶液，用于去死皮。用手把溶液涂抹在旧牙刷上，然后轻轻扫在手上，每个星期2次。

二、蜂蜜橄榄油手膜

用温水彻底洗手，然后拿毛巾迅速吸干水分。当手部光泽变得暗淡，把一茶匙蜂蜜和一茶匙橄榄油混合均匀，再把混合物涂在手上。然后套上保鲜膜或干净塑料袋，再带上胶手套，保持30分钟。当手部光泽再次暗淡，脱掉手套，揭下手上覆盖物，再次洗手。

三、洗碗加杏仁油

洗碗时一定要戴上胶手套，双手长期浸泡水中，容易干燥甚至皲裂。洗涤剂对手部刺激性不小，毕竟是用来清洁碗筷的工具，而不是完全针对手部的产品。可以往洗碗水中加入大概1茶匙的杏仁油，油脂提供保湿成分，洗碗水也能让僵硬的皮肤变得柔嫩。

四、必备护手霜

冬季我们的双手晚干燥，特别是北风一吹，手部肌肤更容易出现裂痕。所以护手霜是秋冬季节必须常备的护肤品之一。勤抹护手霜的主要作用是及时补充手部皮肤所需油分，滋润保湿，缓解干燥皲裂症状。含有维生素A、B族维生素、维生素E等成分的护手霜，更是手部保养的好东西。

五、多做手部健美操

经常做手部的健美操，可以消除过多的脂肪，加速血液循环，有助于保持手指的柔美和灵巧。最好在涂润肤油的同时做按摩，以帮助皮肤对营养物质的吸收，并促进新陈代谢。按摩时自指尖开始螺旋下行，按摩到手指底部，动作要柔和。每次按摩数分钟，每日坚持数次。

六、防晒

不管夏天还是冬天，防晒都是必需的。

外出时，请给娇嫩的双手抹上防晒霜，然后戴上手套。即使是开车出去，也要按以上的方法防晒。紫外线会穿透玻璃，这是每个爱护自己的人都应该知道的。

七、防刺激

做家务时一定要戴手套为了保护双手，使之避免接触刺激物质和水，做家务前先在手上涂护手霜，再戴双层手套。第一层是棉质手套，第二层是橡胶手套。做家务时间较长时，应每隔半小时脱下手套让双手透气。摘菜或开瓶起罐时，尽量使用工具，以免损伤手部皮肤，避免双手直接接触酒精或其他消毒剂。

八、勤做手指操

在闲暇时光，做一些简单的手指操可以帮助修饰手形，还可以促进血液循环，防止手部浮肿。做操时涂抹上橄榄油，拇指和食指按住另一只手指两侧，轻轻拉伸。

第三节
手部穴位图

9舌
10扁桃体
11上颌及下颌
19甲状旁腺
22髋关节
23膝关节
54胸腺淋巴结
55头颈淋巴结
56下身淋巴结

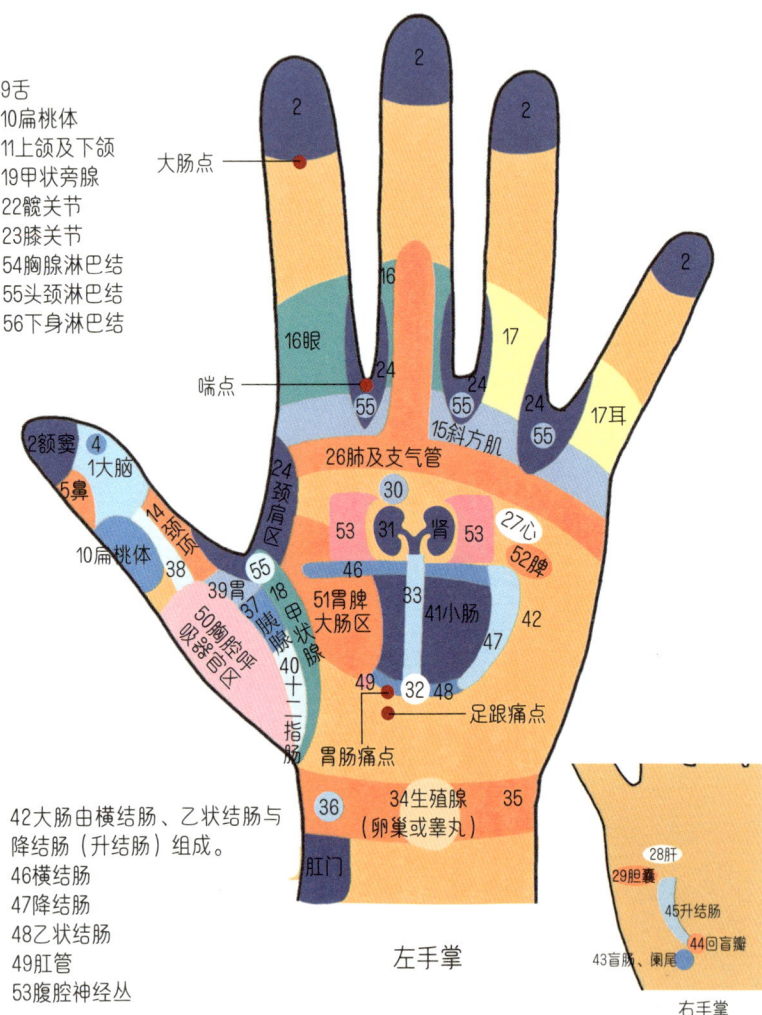

大肠点
喘点
2额窦
1大脑
5鼻
14斜方
10扁桃体
38
16眼
26肺及支气管
24颈肩区
39胃
37甲状腺
50胸腔呼吸器官区
40十二指肠
36
肛门

2
2
2
2
16
17
24
55
55
55
24
17耳
15斜方肌
30
53 31 肾 53
27心
52脾
46
33 41小肠 42
47
49 32 48
34生殖腺
（卵巢或睾丸）
35
足跟痛点
胃肠痛点

51胃脾大肠区

42大肠由横结肠、乙状结肠与
降结肠（升结肠）组成。
46横结肠
47降结肠
48乙状结肠
49肛管
53腹腔神经丛

左手掌

28肝
29胆囊
45升结肠
44回盲瓣
43盲肠、阑尾

右手掌

4垂体
30肾上腺
32膀胱
33输尿管
35前列腺、子宫、阴道、尿管
36腹股沟
38食管及气管

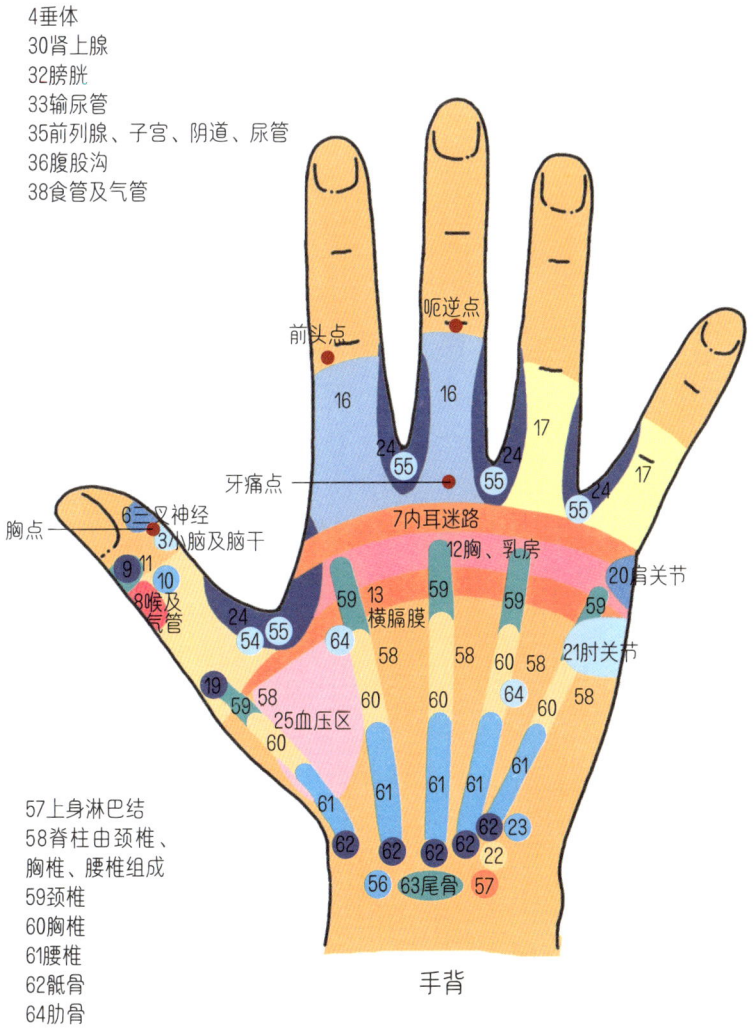

呃逆点

前头点

16　16

24　24
55　55

牙痛点

7内耳迷路

胸点

6三叉神经
37小脑及脑干

9　11
10
8喉及气管

12胸、乳房

20肩关节

13　59　59　59
横膈膜

24
54　55

64

58　58　60　58

21肘关节

19
59

58
60

25血压区

60　60　64　60

60

61　61　61　61

58

61

62　62　62　62　23
22

62

56　63尾骨　57

手背

57上身淋巴结
58脊柱由颈椎、
胸椎、腰椎组成
59颈椎
60胸椎
61腰椎
62骶骨
64肋骨

17

17
24
55

图书在版编目（CIP）数据

太极磁力棒手疗治病24法 / 朱元基著. -- 长春：
吉林科学技术出版社，2019.1
ISBN 978-7-5578-3520-0

Ⅰ. ①太… Ⅱ. ①朱… Ⅲ. ①穴位疗法 Ⅳ.
①R245.9

中国版本图书馆CIP数据核字(2017)第294647号

太极磁力棒手疗治病24法
TAIJI CILIBANG SHOULIAO ZHIBING 24 FA

著　　　朱元基
出 版 人　宛　霞
责任编辑　孟　波　端金香
绘　　画　高雪竹
封面设计　长春创意广告图文制作有限责任公司
制　　版　长春创意广告图文制作有限责任公司
幅面尺寸　140 mm×210 mm
字　　数　150千字
印　　张　4
印　　数　1-20 000册
版　　次　2020年4月第1版
印　　次　2020年4月第1次印刷
出　　版　吉林科学技术出版社
发　　行　吉林科学技术出版社
地　　址　长春市净月区福祉大路5788号出版集团A座
邮　　编　130118
发行部电话/传真　0431-81629529　81629530　81629531
　　　　　　　　　81629532　81629533　81629534
储运部电话　0431-86059116
编辑部电话　0431-81629518
网　　址　www.jlstp.net
印　　刷　长春市华远印务有限公司
书　　号　ISBN 978-7-5578-3520-0
定　　价　49.00元
如有印装质量问题可寄出版社调换
版权所有　翻印必究　举报电话：0431-85635186
专利号：ZL 2016 3 0642856.9